A Practical Handbook for
Building the Play Therapy Relationship

如何建立游戏治疗关系

——游戏治疗实用手册

〔美〕Maria Giordano，Garry Landreth，Leslie Jones　著

刘冠宇　曾庆烽　译

中国轻工业出版社

图书在版编目（CIP）数据

如何建立游戏治疗关系：游戏治疗实用手册／（美）玛丽亚·乔达诺（Maria Giordano），（美）加利·兰德雷斯（Garry Landreth），（美）莱斯莉·琼斯（Leslie Jones）著；刘冠宇，曾庆烽译. —北京：中国轻工业出版社，2020.10

ISBN 978-7-5184-2999-8

Ⅰ. ①如…　Ⅱ. ①玛…　②加…　③莱…　④刘…　⑤曾…
Ⅲ. ①游戏-应用-儿童-精神疗法-教材　Ⅳ. ①R749.940.5

中国版本图书馆CIP数据核字（2020）第081539号

版权声明

总策划：石　铁
策划编辑：戴　婕　　　　　　　责任终审：杜文勇
责任编辑：戴　婕　林思语　　　责任监印：刘志颖

出版发行：中国轻工业出版社（北京东长安街6号，邮编：100740）
印　　刷：三河市鑫金马印装有限公司
经　　销：各地新华书店
版　　次：2020年10月第1版第1次印刷
开　　本：710×1000　1/16　印张：16.00
字　　数：80千字
书　　号：ISBN 978-7-5184-2999-8　定价：58.00元
读者热线：010-65181109，65262933
发行电话：010-85119832　传真：010-85113293
网　　址：http://www.chlip.com.cn　http://www.wqedu.com
电子信箱：1012305542@qq.com
如发现图书残缺请与我社联系调换
200422Y2X101ZYW

译 者 序

　　8 年前，我开始从事成人的心理咨询工作，在此之前我学了不少理论，但实际操作时还是有很多困惑：要怎么开始一段咨询关系呢？来访者说了一句话之后，作为咨询师该怎么说呢？那个时候，建立关系对于新手咨询师来说，真的很棘手。好在有中国轻工业出版社"万千心理"出版的《心理治疗师该说和不该说的话：如何回答来访者的提问》帮了我的大忙，仔细阅读这本书，不禁让人连连叫好。我也常常把书中的很多方法和技巧用到自己的咨询工作中，我的个案也随之变得更多、更稳定。

　　经过几年的实践，我对和儿童工作越来越感兴趣，就开始了游戏治疗的学习之旅。游戏治疗的书我看了不少，但还是希望有人可以手把手地教我。除了我的机构"CNPT（China Play Therapy）儿童游戏治疗培训中心"开设的课程可以作为补充，《如何建立游戏治疗关系——游戏治疗实用手册》这本书也真的让我很惊喜！本书一句一句教你说，一个一个场景做示范，让你动笔把自己的想法、语言、行动都写下来，并进行对比，循序渐进地学习，这样反复练习几次之后，你对孩子的回应、反馈、设限都会得到精进！

　　我和孩子一起工作了 3 年的时间，从一开始面对各种各样的孩子时不知所措，到现在面对孩子时相对地应对自如，本书真的给我带来了很大的帮助。非常巧合的是，"万千心理"的策划编辑戴婕在和我交流游戏治疗的相关书籍时，我强烈推荐了《如何建立游戏治疗关系——游戏治疗实用手册》，并表示愿意参与翻译，为这本书中文版的出版贡献一点力量。我在翻译本书的过程中经常感慨："当我还是孩子的时候，如果有人按照书里的方式对我说话，那简直太幸福了！好自由呀！"

本书教授的实操技巧和方法是基于以儿童为中心的游戏治疗的理念，以儿童为中心的方式是在罗杰斯以人为中心的咨询方法里面发展而来的。这样的理念总是那么地抱持，那么地开放，给予人空间和温暖，这对于成长中的儿童来说，无疑是最适合成长的土壤、阳光和雨露。

学习以儿童为中心的游戏治疗是和孩子建立关系的基础之一，学习了该理论之后，你可能会觉得在游戏室里不会说话了，这是我们常常遇到的情况。因为你通过学习已经感觉到原来说话的方式是有误导性的，但是你还没有完全学会新的说话方式，所以在说一句话之前，总是左思右想，等想出来了，孩子已经玩别的了，而你就在说与不说之间挣扎。

一个4岁的孩子画了一幅画，然后孩子给你看这幅画，眼巴巴地看着你。

有些人会说："你画的这个是什么呢？我完全看不懂你的画。""你怎么会画成这样呢？""这画得太丑了吧，你一点画画的天分都没有。"

有些人会说："你画得太棒啦！太有感觉了！很抽象呀！你多加练习，以后肯定是抽象派画家！"

这些话听起来很随意，评价过多，让人感觉太沉重；夸奖的部分又让人觉得太敷衍、太浮夸，眼里全然没有孩子。

在游戏治疗室里，学会倾听孩子的语言的游戏治疗师会用描述性的语言和孩子交流，对话贴合着孩子的行动。

例如，孩子开始在白板上画画。

"你画了一个圈，你又在圈外面画了很多线。"游戏治疗师说。

"我在画太阳。"孩子小声地说，游戏治疗师身体前倾，仔细听。

"嗯，你在画太阳。你在太阳下面画了三条线。"游戏治疗师继续跟随。

"这是大树。"孩子的声音大了一点。

"嗯，这是大树。"看着孩子有点犹豫不知道要画什么，游戏治疗师接着说："你画了太阳和大树，似乎看起来还想画点儿其他的。"

孩子在笔堆里翻找着，然后拿出黑笔，画了一个圈，圈上面又画了两个圈，圈里面又画了两个圈。他一边画一边说："洞洞，洞洞，我画了好多洞洞。"

"嗯，你画了很多洞洞。"游戏治疗师回应。

"你觉得我画得怎么样？"孩子突然问。

"你用了不同的颜色去画它们，我看到了太阳、大树，还有很多洞洞。"

"你说话有点奇怪。"

"看起来我不像其他成年人那样和你说话，我想我说话是有点奇怪。"游戏治疗师回应。

孩子接着找其他颜色的笔来画画，找到一支蓝色的笔问："我用蓝色可以画什么呢？"

游戏治疗师说："你可以决定用蓝色来画你想画的。"

孩子说："蓝色可以画月亮。"

"嗯，你已经决定了用蓝色来画月亮。"孩子认真地画着，游戏治疗师就认真地回应着。

画完之后，孩子说："我画好了，我要送给你。"

游戏治疗师说："你画了你想画出来的样子，你想把画送给我，我很开心。"

孩子就笑了，笑得很灿烂。

这是在游戏治疗室里发生的对话，对于学龄前儿童来说，这样的方式给了孩子足够的尊重和自由，让孩子有足够的内在空间去放置自己的情绪。我想，这样的对话方式不应该仅仅存在于孩子和游戏治疗师之间，在亲子关系中也应该得到充分的运用。这本书看起来是给专业的游戏治疗师看的，但其实对任何和儿童互动的人，包括幼儿园老师、早教工作者、儿科医生、儿童精神科医生、儿童心理工作者，还有那些深爱着孩子的家长来说都是适合的。想要更顺畅地和孩子沟通互动，本书能让我们获益良多。

从某个角度来说，我们都是孩子，渴望别人的认可与肯定。我们可以先从对自己好一点开始，然后用对自己好的方式去对待我们身边的每一个人，去呵护我们内在的那个小孩。孩子爱游戏，用心感觉一下，你内心的小孩爱游戏吗？如果答案是肯定的，那么请加入游戏治疗师的成长队伍吧！为孩子提供更多的爱与理解！

刘冠宇
"特别时光儿童游戏咨询中心"创办人
"CNPT 儿童游戏治疗培训中心"创始人
2020 年 4 月于上海

前　言

　　本书旨在帮助临床工作者、学生及游戏治疗师督导通过实践导向的形式学习或教导如何在游戏治疗中建立治疗关系。通过本书，你将学习到建立游戏治疗关系所需的各项技术，包括其定义、原理和案例。本书各章节中的"练习""讨论问题"以及"视频回顾"环节将帮助你更好地整合所学的技术。

　　本书可以用于心理咨询、社会工作、咨询教育、精神病护理等领域的与儿童及游戏治疗相关的督导实践课、实验课或密集培训工作坊。本书的内容和架构是很有价值的参考材料，可与加利·兰德雷斯（Garry Landreth）的《游戏治疗：建立关系的艺术》（第二版）（*Play Therapy: The Art of the Relationship*, second edition 2002）配合使用。

　　治疗关系在儿童成长和发展中扮演着非常重要的角色。如果你认可这个观点，本书的理念和技巧将帮助你打下更牢固的基础。虽然本书强调了6个基本的治疗性回应（therapeutic response），但游戏治疗师仍需整合相关技术，形成自己的风格，从而传递温暖和真诚，并精确地理解孩子的感受和体会。治疗师需要和儿童一起合作，创造一个支持、安全的环境，帮助儿童更自由地探索情感、态度和经历，促进自我理解、改变和疗愈。

　　从发展的角度来看，儿童无法像成人一样理解和表达他们的感受和体会。游戏治疗为儿童提供了一种交流他们无法表达的感受和经历的方式。孩子可以利用游戏来表达感受、需求和希望。例如，孩子可以通过玩具表达各种各样的感觉，或创造适当的场景以表达他们对于抚育、权力、控制等方面的需求。以下是儿童通过游戏表达感受、体会和经验的几个例子。

▶▶▶ //////////////////////////////////

示例 1

一个孩子的父母最近离婚了，孩子用"玩偶家庭"表演了父母再婚的场景。

示例 2

龙卷风席卷期间，孩子一直躲在壁橱里不敢出来，事后在电视上看到了后续的新闻报道。在前两次的游戏治疗中，这个孩子一直在扮演"预防龙卷风""躲避龙卷风"等场景，并在龙卷风"结束"后表达了如释重负的情绪变化。

示例 3

一名 4 岁大的孩子和弟弟同睡一张床。某天夜里，弟弟因婴儿猝死综合征（sudden infant death syndrome，SIDS）而去世了。这个孩子一走进游戏室，便抓起了一只婴儿娃娃，坐在娃娃上，并说："我杀死了它"。在接下来的几次治疗中，这个孩子持续表达了愤怒和悲伤。

//

儿童时常会使用玩具和艺术材料来表达自己，也会在游戏中创造相关画面和隐喻。有时孩子会让游戏治疗师扮演孩子常体验的角色。这时，游戏治疗师可以体验孩子的角色，从而更深入地了解孩子的世界。

▶▶▶ //////////////////////////////////

示例 4

孩子对着游戏治疗师大喊："儿子，我受不了了，你怎么能那么懒散呢？如果你现在不清理这些玩具，我就把它们扔进垃圾桶里，你再也看不到它们了。"孩子这样做实际上给予了游戏治疗师一次体验其无力感之强烈的机会。游戏治疗师可以通过这样的体验更加深刻地理解孩子的世界。

//

　　本书将为你提供有关游戏治疗的基本原则和基本技术的信息。通过这些定义、示例和练习，游戏治疗师将有机会更好地整合这些技术，并更深入地理解游戏治疗师在治疗关系中的角色。

目 录

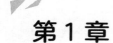

第1章

以儿童为中心的游戏治疗

以儿童为中心（Child-Centered）的游戏治疗师相信治疗关系的重要性。他们所关注的是与他们一起工作的孩子，而不是孩子的问题。1947年，维吉尼亚·阿克斯莱（Virginia Axline）在卡尔·罗杰斯（Carl Roger，1942）的非指令性治疗（Non-directive Therapy）的理论原理的基础上，开发了以儿童为中心的游戏治疗（Child-Centered Play Therapy）。在阿克斯莱的描述中，游戏治疗师是敏感的、乐于接受的，且能够对孩子口头和非口头交流给予持续而深刻的欣赏。

以儿童为中心的游戏治疗师相信，孩子天生就拥有"独立"和"自我指导"的内驱力，而只有在"被允许"和"被接受"的环境中，孩子才可以做自己。这种"允许"和"接受"，往往源自孩子生活中的重要他人。如果能在一段治疗关系中感到被重视和被接受，孩子将学会接受并重视自己（Axline，1947）。

兰德雷斯（Landreth，2002）曾提出"游戏治疗师建立积极治疗关系"的6个目标。

这些目标包括：

- 营造安全的氛围；

- 了解并接纳孩子的世界；
- 鼓励孩子表达自己的情感世界；
- 营造一种"被允许"的感觉；
- 促进儿童的自我决策；
- 为孩子提供发展"自我承担责任"和"自我控制"的机会。

游戏治疗的基本原则

1. 孩子应该完全拥有如何利用时间的自主权。治疗师需要遵循孩子的引领，不要提出建议或问题。

2. 治疗师的主要任务是与孩子共情，并了解孩子的行为、思想和感受的意图。

   与孩子的共情会如何影响治疗关系？

   _____

   _____

   _____

   _____

3. 治疗师的下一个任务是向孩子表达自己对其的理解。治疗师可以给予孩子适当的反馈，并在可能的情况下尽可能用语言表达出孩子正在体验到的感受。

   当你还是孩子的时候，成人是如何帮助你感到安全和被理解的？

   _____

   _____

   _____

   _____

4. 治疗师应明确而坚定地对孩子设立少许的"限制"。

游戏治疗的目标

1. 让孩子通过游戏媒介来传达思想、需求和感受。
2. 帮助孩子培养更积极的自我概念以及更积极的自我接纳、自尊、自我价值和自信。
3. 帮助儿童更好地发展自我指导、自立、自我责任感和自我控制。
4. 帮助儿童学习识别和表达感受。
5. 帮助儿童建立和发展内在的评价系统，更加信任自我。

个人反思： 在你眼中，游戏治疗如何影响儿童的生活？

_____

_____

_____

_____

_____

本书将提到几种不同类型的可以在游戏治疗中使用的"治疗性回应"。治疗师在理解了特定回应的原理后，将学会辨别何时以及如何使用这些回应。

言语能够传递强有力的信息，但言语所传达的态度同样不容小觑。以互动和对话方式做出的回应听起来会更加自然而真实。此外，治疗师还可以通过身体姿势、面部表情和语调变化来向孩子传达关注、温暖和接受。

只理解治疗性回应的基本原理和话术是不够的。为了营造良好的治疗氛围，治疗师需要建立真诚的、信任的、共情的关系。这样的治疗关系才是"言语"赋能和疗愈的基础。

个人反思： 在你眼中，游戏治疗如何给儿童赋能？

_____

_____

_____

_____

_____

_____

游戏治疗的基本指南

不要

- 不要批评孩子的任何行为。
- 不要赞美孩子。
- 不要提出引导性问题。
- 不要允许治疗中断。
- 不要给予信息或教导。
- 不要发起新的行为。
- 不要被动或默不作声。

来源：路易斯·格尼（Louise Guerney）的《游戏治疗：父母培训手册》（*Play Therapy: A Training Manual for Parents,* 1972）。

个人反思：探讨其中的两条指导原则，思考避免这些特定行为的重要性。

_____

_____

_____

_____

_____

要

- 让孩子引领。
- 尊重孩子的能力，鼓励孩子努力尝试。
- 以"跟随者"的身份加入游戏。
- 积极的言语回应。

个人反思：讨论让孩子引领治疗过程的好处。

_____

_____

_____

_____

_____

游戏治疗师的回应应该传达

- "你并不孤单；我和你在一起。"
- "我在倾听你，我看到了你。"
- "我理解你。"
- "我在乎你。"

个人反思：回想一下在你童年时代有没有人曾经向你传达上述一条或多条信息。简要描述这段关系在你生活中的重要性。

_____

_____

_____

_____

_____

游戏治疗师的回应不应该传达

- "我会为你解决问题。"
- "我有责任让你开心。"
- "我了解你，这意味着我完全同意你的所作所为。"

个人反思：挑选两条上述游戏治疗师应该避免的措辞，并讨论。如果说了这样的话，游戏治疗师会向孩子传递什么信息呢？

_____

_____

_____

_____

_____

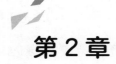

第 2 章

游戏治疗室与玩具

游戏治疗室

游戏治疗室的位置

选择一个孩子最不可能打扰其他来访者或工作人员的位置。

游戏治疗室的大小（3.7 米 × 4.6 米）

- 游戏治疗室不应太小，从而满足孩子舒适活动的需求；同时也不应太大，以确保游戏治疗师可以一直与孩子待在一起，而不是追着孩子四处跑。
- 13.9~18.6 平方米的房间足以满足 3 个孩子的团体游戏治疗的需求。但不建议治疗师在这样大小的房间里与 3 个以上的孩子一起工作。在团体游戏治疗中，孩子有时需要花点时间去整理心态，或需要在没有他人干扰的情况下独自游戏。

游戏治疗室的特点

地板：选择耐用且易于清洁的地板，如拼装塑料地板（乙烯基瓷砖）。尽量避免使用难以保持清洁的地毯。如果你的房间铺满地毯，可以考虑在沙盘和画架附近的地毯上铺一大片塑料薄膜。

墙壁：使用耐用和可清洗的灰白色（米色）油漆涂墙。避免使用黑色、鲜艳或阴沉的颜色。

水槽：建议使用带冷水的水槽。关闭水槽下方的热水阀，将冷水阀打开一半，这样就算孩子把水开到最大也不会把水溅得整个房间都是。

柜架：需在房间两面墙边放置柜架，用来摆放玩具和其他材料。柜架需紧紧地固定在墙边，以确保儿童的安全。架子高度不应超过 96.5 厘米，方便孩子能自己取得需要的玩具。

（Landreth，2002）

玩具与材料

- 孩子会使用玩具来表达思想、感受和体验。因此，在挑选游戏室玩具时，治疗师要选择那些能够帮助儿童通过隐喻或言语表达自己的玩具。

- 虽然游戏室里摆满了玩具，但接受游戏治疗的孩子往往需要在治疗过程中努力表达那些让他们感到困惑或不堪重负的感受和担忧，因为不能无忧无虑地参与到游戏之中。

- 游戏治疗师需要帮助孩子识别和表达感受，从而培养自尊、自我责任感和自我控制。不同类型的玩具可以帮助孩子表达各种感受和担忧。

以下是可以帮助儿童表达经验、感受和需求的基本玩具列表。虽然这个列表已根据玩具的用途进行分类，但儿童可能需要两种及以上类型的玩具来表达其需求。

养育类玩具

婴儿娃娃、奶瓶、奶嘴、梳子、娃娃床

医药箱、绷带、白色面具、医生制服 / 白大褂

炊具、塑料食品、餐具、锅碗瓢盆、炉灶

能力类玩具

积木、创造性搭建玩具（Tinkertoys）、套环玩具（套圈圈）、保龄球、篮筐

释放攻击性玩具

具有攻击性的塑料动物玩具（老虎、狮子、鳄鱼、蛇）、不倒翁、塑料士兵、培乐多彩泥（用于弄碎或挤压）、橡皮刀、飞镖枪、玩具手铐

"现实生活"类玩具

娃娃屋、娃娃家庭、手偶（家庭成员、警察、医生、护士、动物家庭等）

玩具钱、收银机、清洁用品（扫帚、簸箕、抹布、拖把）

交通工具（汽车、卡车、飞机、船、校车、救护车、消防车、直升机）

幻想 / 装扮类玩具

帽子：消防员 / 警察的帽子（帽子上需有徽章）、水手帽、王冠

服装：领带、运动夹克、礼服鞋、包包、珠宝、礼服

面具："独行侠"式的面具、眼罩、太阳镜

创造性表达和情感释放类玩具

沙子、水、积木、画架和颜料、蜡笔、马克笔、胶水、钝的剪刀、胶带、冰棒的棍子、扭扭棒、培乐多彩泥等

游戏治疗室的设计与管理

下面是美国北得克萨斯大学游戏治疗室的总体布局。

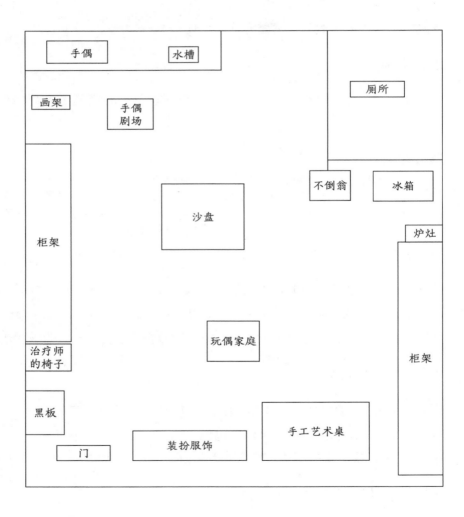

游戏室的玩具需要摆放在一致的位置，以便儿童每周回来时能在熟悉的位置找到玩具。

你会如何在游戏室的柜架上摆放下列玩具？

柜架 A

顶架 _____

_____

_____

中架 _____

_____

_____

底架 _____

_____

_____

地板 _____

_____

_____

飞机、蛇、激光枪、磁铁、船、绳子、汽车、北极熊、骑马玩具、恐龙、机枪、手铐/钥匙、大猩猩、创造性搭建玩具、可弯曲四肢和身体的小人偶、斑马、狮子/老虎、水泥车、手电筒、校车、直升机、货车、挖土工程车、农用卡车、大象、飞镖枪、鲨鱼、短吻鳄、小人、鳄鱼、牛、自卸车、马、猪、道路平地机、羊、刀、拖拉机、剑、狗

你会如何在游戏室的柜架上摆放下列玩具?

柜架 B

顶架＿＿＿＿＿＿＿＿＿＿＿＿＿＿＿＿＿＿＿＿＿＿＿＿＿＿
＿＿＿＿＿＿＿＿＿＿＿＿＿＿＿＿＿＿＿＿＿＿＿＿＿＿＿＿
＿＿＿＿＿＿＿＿＿＿＿＿＿＿＿＿＿＿＿＿＿＿＿＿＿＿＿＿

中架＿＿＿＿＿＿＿＿＿＿＿＿＿＿＿＿＿＿＿＿＿＿＿＿＿＿
＿＿＿＿＿＿＿＿＿＿＿＿＿＿＿＿＿＿＿＿＿＿＿＿＿＿＿＿
＿＿＿＿＿＿＿＿＿＿＿＿＿＿＿＿＿＿＿＿＿＿＿＿＿＿＿＿

底架＿＿＿＿＿＿＿＿＿＿＿＿＿＿＿＿＿＿＿＿＿＿＿＿＿＿
＿＿＿＿＿＿＿＿＿＿＿＿＿＿＿＿＿＿＿＿＿＿＿＿＿＿＿＿
＿＿＿＿＿＿＿＿＿＿＿＿＿＿＿＿＿＿＿＿＿＿＿＿＿＿＿＿

地板＿＿＿＿＿＿＿＿＿＿＿＿＿＿＿＿＿＿＿＿＿＿＿＿＿＿
＿＿＿＿＿＿＿＿＿＿＿＿＿＿＿＿＿＿＿＿＿＿＿＿＿＿＿＿
＿＿＿＿＿＿＿＿＿＿＿＿＿＿＿＿＿＿＿＿＿＿＿＿＿＿＿＿

皇冠、婴儿床、鼓、电话（2台）、可挤压的塑料玩具、芭比娃娃，肯尼娃娃（芭比娃娃男友）、熨斗、独行侠面具、毯子、手鼓、软橄榄球、毛绒玩具、芭比和肯尼娃娃的衣服、安抚奶嘴、木琴、积木、消防员帽、纸巾、医生工具包（听诊器、手术口罩、创可贴、血压袖带、注射针筒、眼/耳灯）、音乐器具、保龄球套装、玩偶（不同种族）、万花筒、玩具槌、磁性画板、水手帽、婴儿奶瓶、草帽、毛绒球、魔法棒、梳子、刷子、镜子、塑料球、摔跤玩偶、软质手抓球、牛仔帽或女牛仔帽、美术纸、鸡蛋盒、钹

游戏治疗室柜架摆放

柜架 A

顶架（从左到右）

羊、猪、马、牛、长颈鹿、斑马、大象、北极熊、大猩猩、狮子/老虎、鲨鱼、短吻鳄、鳄鱼、蛇、恐龙

中架（从左到右）

（放在家养动物下方）校车、人、狗、飞机、可弯曲四肢和身体的小人偶

（放在攻击性动物下方）机枪、剑、刀、飞镖枪、激光枪

底架（从左到右）

（校车下方）直升机、船、拖拉机、汽车

（攻击性玩具下方）手铐/钥匙、绳子、手电筒、创造性搭建玩具、磁铁

地板（从左到右）

道路平地机、货车、挖土工程车、自卸车、水泥卡车、农用卡车、骑马玩具

飞机、蛇、激光枪、磁铁、船、绳子、汽车、北极熊、骑马玩具、恐龙、机枪、手铐/钥匙、大猩猩、创造性搭建玩具、可弯曲四肢和身体的小人偶、斑马、狮子/老虎、水泥车、手电筒、校车、直升机、货车、挖土工程车、农用卡车、大象、飞镖枪、鲨鱼、短吻鳄、小人、鳄鱼、牛、自卸车、马、猪、道路平地机、羊、刀、拖拉机、剑、狗

柜架 B

顶架（从左到右）

皇冠、独行侠面具、魔法棒、毛绒球、消防员帽、水手帽、草帽、牛仔帽或女牛仔帽、纸巾

中架（从左到右）

医生工具包（听诊器、手术口罩、创可贴、血压袖带、注射针筒、眼 / 耳灯）、电话（2 台）、熨斗、安抚奶嘴、婴儿奶瓶（大小不一的玩具奶瓶）

鼓、钹、手鼓、万花筒、木琴、玩具槌、音乐器具、磁性画板

底架（从左到右）

芭比娃娃、肯尼娃娃（不同种族）、芭比和肯尼娃娃的衣服、毛绒玩具、梳子、刷子、镜子、摔跤玩偶

可挤压的塑料玩具、软橄榄球、软质手抓球、保龄球套装、塑料球、美术纸、鸡蛋盒（2 个）

地板（从左到右）

婴儿床、玩偶（不同种族）、毯子、积木

皇冠、婴儿床、鼓、电话（2 台）、可挤压的塑料玩具、芭比娃娃、肯尼娃娃（芭比娃娃男友）、熨斗、独行侠面具、毯子、手鼓、软橄榄球、毛绒玩具、芭比和肯尼娃娃的衣服、安抚奶嘴、木琴、积木、消防员帽、纸巾、医生工具包（听诊器、手术口罩、创可贴、血压袖带、注射针筒、眼 / 耳灯）、音乐器具、保龄球套装、玩偶（不同种族）、万花筒、玩具槌、磁性画板、水手帽、婴儿奶瓶、草帽、毛绒球、魔法棒、梳子、刷子、镜子、塑料球、摔跤玩偶、软质手抓球、牛仔帽或女牛仔帽、美术纸、鸡蛋盒、钹

游戏治疗室其他区域的布置

手工艺术桌

水彩工具套装、手指画颜料、美纹纸胶带、剪刀、胶水、笔、橡皮筋、透明胶带、马克笔、蜡笔、工艺棒（雪糕棒）、培乐多彩泥、饼干成型切割刀、比萨刀、纸、订书机、扭扭棒、吸管

手偶区

短吻鳄、狗、龙、狮子、熊、狼、青蛙、老鼠、警察、护士、医生、家庭（不同种族）

服饰区

披肩、包包（2 个）、项链（2 条）、衬衫、连衣裙、领带、鞋子、夹克

玩偶家庭

家具：浴室、客厅、卧室、厨房
家庭：五口之家（不同种族）

画架

颜料：棕色、红色、绿色、黄色、蓝色、黑色、白色
画笔（7 支）、画架纸、两个夹子、绘画围裙

黑板

粉笔：白色和彩色粉笔
粉笔擦

沙盘

筛子、勺子（大）、水桶、铲子、军人小人偶（放在沙盘某角落的外边）

家政及厨房用品区

冰箱：麦片盒、饼干盒、发酵粉/苏打水、加工食品、冰格、苏打水、牛奶、面包、鸡肉、猪肉、鸡蛋、蔬菜、水果

炉灶：锅（在炉灶上）、煎锅（上面有鸡蛋）、松饼罐、蛋糕盘、盆（2个）

菜架：碟子、盘子、碗、杯子、银器、漏斗、过滤器、搅拌器

关于攻击性玩具的担忧

某些学校或机构不允许放置任何具有攻击性的玩具，通常是因为成人们担心孩子在玩飞镖枪、橡皮刀和玩具机枪等具有攻击性的玩具时，会逐渐对暴力行为脱敏。我们身边的电影和电子游戏充斥着"暴力无罪"的文化，人们也会因此担心暴力游戏会强化"暴力是表达愤怒和攻击性的适当手段"这一观念。

游戏室有何不同

1. 限制由游戏治疗师设定。"不能打人、不能伤人、不能向人射击"等。

2. 儿童在游戏室里学会用无生命的物体来表达愤怒，并最终学会用言语表达愤怒。

3. 部分因攻击性行为而被带来做游戏治疗的孩子的父母曾报告说，他们的孩子在游戏室外的攻击行为有所减少。在游戏治疗的过程中，治疗师除了帮助孩子识别愤怒和沮丧的感觉外，还会帮助孩子以不伤害自己和治疗师、不损害玩具或游戏室的方式去表达攻击性。孩子将学会识别、口头表达这些愤怒和攻击的情绪。最终，游戏治疗将帮助孩子以非暴力的方式去表达愤怒。

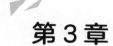

第 3 章

首次游戏治疗前的准备

与父母相关的准备材料

知情同意书

在父母咨询期间，让父母签署两份《知情同意书》，一份让父母保管，一份放入来访者的档案中。

专业人员背景信息披露表

在父母咨询期间，让父母签署两份《专业人员背景信息披露表》，一份让父母保管，一份放入来访者的档案中。

评估表格

孩子生活中的重要他人（如父母和教师）可能会观察或体验到孩子的不同优势和问题。教师可能会惊讶地发现，平时在学校里循规蹈矩且与同学相处融洽的孩子，在家里却很难遵循父母的指导。在不同成人面前或在不同环境中，儿童的行为是会发生变化的。因此，获得父母和教师对孩子行为的看法对我们的治疗很有帮助。

离婚判决书 / 子女监护权文件

如果父母离婚了，请向家长索取相应的离婚判决书及子女监护权文件（档案）的复印件。游戏治疗相关文件需要由孩子的法定监护人签署。

第一次家长咨询需要准备的其他信息

1. 为父母准备的关于游戏治疗的小册子。
2. 给儿童准备的"第一本关于游戏治疗的书"。
3. 让父母转交给孩子的预约卡。

第一次家长咨询的目标

1. 与父母建立积极的关系。
2. 了解父母寻求帮助的原因，以及他们希望通过游戏治疗让孩子获得怎样的帮助。
3. 了解孩子。
4. 填写上述表格。
5. 向父母讲解游戏治疗。

个人反思：描述你将如何准备第一次家长咨询，以及如何实现上述 5 个目标。

_____

_____

_____

与父母 / 监护人第一次会面

以下讨论话题旨在帮助游戏治疗师更好地理解孩子、父母及其家庭。

主要问题	发生了什么事情，让你决定把孩子带来做游戏治疗？（第一次发生的时间、频率、在一天中的哪个时间段发生、在哪里发生等。）
曾作何努力	你为了解决这个问题曾作何尝试？
变化	你把孩子带来咨询，希望达到怎样的目的？
关系	孩子与每位父母 / 照料者的关系。（如果父母离婚了，探视情况如何？父母之间的关系如何？） 与兄弟姐妹 / 老师 / 其他成人的关系。 与同伴的关系。（是和同龄儿童玩，还是与大一点或小一点的孩子玩？在游戏中孩子是领导者、追随者还是独自玩耍？）
童年	疾病、意外事件、生活压力源。（如丧失，即亲人或宠物去世、父母离婚、转校、搬家等。）
咨询史	你的孩子此前是否曾接受过咨询？（治疗师是谁，为何开始咨询，持续时间，有效性。）（如果曾接受过咨询，让父母签署同意披露相关咨询信息的文件。）
医疗史	你的孩子曾接受过药物治疗吗？
学校	对学校的总体态度如何；家长对教师和孩子的进步的看法。
咨询	如果父母压力过大，并谈及许多个人信息，可以考虑让父母进行专门的个人咨询、家长咨询或亲子游戏治疗。
讲义	《父母和孩子需要知道的事》 《儿童的第一本游戏治疗书》
稳定性	向父母解释坚持让孩子稳定地接受游戏治疗的重要性。当孩子接受结构化的游戏治疗且能够预测生活中会发生什么事情时，他们会更有安全感。

第一次会面

- 讨论如何与孩子打招呼。解释"不要在孩子面前谈论孩子"的重要性。如果家长想要讨论关于孩子的问题或最近的经历，请让家长在第一次见面之前给你打个电话。建议家长一定要在孩子听不到的地方致电治疗师。

- 在治疗开始前，让父母先带孩子去一趟洗手间。

- 定期与家长会面（至少每两周一次）。与家长讨论孩子在家和在学校的表现；提供有关孩子成长的一般信息。出于游戏治疗师对保密性的关注，父母常常会有种"与治疗过程分离"的感觉。因此，与孩子的父母保持支持与协作关系非常重要。

- 在维护保密性的前提下尽可能增加父母的参与感。

保密性	举例说明你将给予家长怎样的反馈。（孩子什么事情都想让我帮他做，他在家里也有这种行为吗？）
礼物	告知父母你不收任何礼物。
费用	讨论费用问题，如告知你将如何在每次治疗结束时收取费用。
摄入性表格	让父母阅读并签署《知情同意书》和《专业信息披露表》。回答有关这些表格内容的任何问题。
填写表格	告诉父母："评估表对于我们更好地了解你的孩子来说非常重要。请填写这些表格，并在我下周见孩子前交给我。"
展示游戏室	解释为什么治疗师要使用游戏这一媒介（认知发展；儿童无法如成人一样通过言语表达感受和思想；孩子可以使用玩具来处理情绪和表达问题等）。

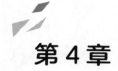

第4章

如何结构化游戏治疗

等待室

让孩子在游戏治疗前去一趟洗手间。

在等待室会见孩子时，你可以说：

"我们现在可以去游戏室了。"

- 不要问孩子："你现在想去游戏室吗？"这个问题实际上在错误地暗示孩子他有选择的机会。

开始治疗

"亚历克斯，这就是我们的游戏室，在这里你可以用**许多**你喜欢的方式去玩玩具。"

- "你可以用**任何**你喜欢的方式去玩玩具"这样的表述是不正确的。毕竟，游戏室里是有限制的。

个人反思：简要描述你将如何向孩子介绍自己，以及你将用怎样的措辞开始第一次游戏治疗。

_____

_____

_____

_____

_____

_____

结束单次治疗

- "亚历克斯，我们今天还可以在游戏室里玩 5 分钟。"
- 如果亚历克斯非常专注于游戏，请说："亚历克斯，我们今天还可以在游戏室里玩 1 分钟。"
- "亚历克斯，今天的时间到了。是时候回等待室了，你妈妈也在那里。"（治疗师站起来，走向门口。）
- 如果孩子不想离开游戏室，你可以说："亚历克斯，我知道你真的很喜欢待在这里，但我们今天的时间到了。你可以下周再回来。"

孩子可能会过几分钟才愿意离开游戏室。如果需要，你可以用更加坚定的声音重复一次结束的话，然后慢慢走向门口。

一旦你说"今天的时间到了"后，就不要做出任何与游戏内容相关的治疗性回应，包括承认孩子行为的回应或其他追踪性回应。因为这种类型的回应专注于孩子目前的行为，它会鼓励孩子继续游戏，而不会强化"孩子该离开游戏室"这一信息。

营造治疗性的环境

前倾与开放的姿势

治疗师需要为孩子创造一个温暖和被接受的环境。治疗师的非言语行为会影响孩子对治疗师的"可接近性"和"开放性"的看法。通过向前倾斜并具有开放性的身体姿势，治疗师可以向孩子传达对其世界的关注和兴趣。

放松与舒适

治疗师在放松和舒适的时候会显得更加平易近人。生活在压力环境中的孩子通常更愿意接近看起来平静和放松的游戏治疗师。

表现出对孩子的兴趣

治疗师的言语回答和非言语回答均可能体现他对孩子的兴趣。治疗师的身体姿势、面部表情和准确的共情回应能够体现治疗师真的对孩子的世界感兴趣。

个人反思：思考一下你有什么个人素质和优势能够帮助你营造一个良好的治疗环境。

传达对孩子的世界的理解

一个真诚且善于理解孩子的观点的治疗师往往会传达其对"理解孩子的世界"的愿望。

准确的回应通常有助于你传达这种愿望。一个关怀的、真正具有同理心的心理氛围也可以帮助治疗师向孩子传达这种理解。

治疗师的总体态度和开放性能够表明治疗师是否跟上了孩子的步伐。当你的言语和肢体语言具有"接受性"时,你能够向孩子传达一种"我愿意理解并与你建立联系"的愿望。

个人反思:用你的语言描述一下你将如何表达你对来访者的世界、世界观、感受和经历的理解。

_____

_____

_____

_____

_____

_____

促进孩子的自我理解

什么可以帮助孩子更好地理解自我

　　治疗师可以通过做出具体的回应（如对孩子某种情绪的回应），来帮助孩子提高自我意识。通过提高孩子对自我感受的认识，孩子将更好地了解自己的情绪状态。此外，"承认孩子的能力"的回应有助于孩子更清楚地了解自己的优势和能力。

两种促进自我理解的治疗性回应

反映孩子的感受

　　准确地反映孩子的感受有助于孩子更深入地了解自我。孩子将更好地学会识别自己的感觉，并将其传达给他人。

▶▶▶ ////////////////////////////

示例

有时你会感到孤独。

//

　　列出 5 条能够反映孩子的感受的陈述。

1._____

2._____

3._____

4._____

5._____

促进自尊的回应

"促进自尊的回应"可以帮助孩子承认自己的能力，以及更深入地理解自己的优势。

▶▶▶ /////////////////////

示例

你想到了把它们拼起来的方法了。

在这个句子里，孩子能够听到"他能够独立完成这项任务"的信息。这种回应有助于儿童识别并承认他的积极品质和能力。

///

列举 5 条能够促进自尊的陈述。

1._____

2._____

3._____

4._____

5._____

后续章节将更具体地介绍这两种治疗性回应。

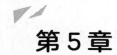

第 5 章

承认非言语行为（追踪行为）

什么是"承认非言语行为"

治疗师需对孩子的行为和非言语的游戏内容做出回应。比如，治疗师可以说出其观察到的孩子在做的事情。

▶▶▶ ////////////////////////////////

示例

- 你正在推它（汽车）到那里（隧道）呢。
- 你在那里（桶里）放了很多沙子。
- 你在踢它（不倒翁）。

注意：在孩子采取行动之前，治疗师不能提前说出孩子要玩的物品名称。

//

为什么要承认非言语行为

当孩子表现出很少（甚至没有）能够传达其特定情感的言语内容时，治疗师往往无法做出适当的回应。而承认孩子的行为有助于让孩子感到"你对他们的世界感兴趣；你关心他们并且正在努力理解他们的世界"。

"不要具体化玩具名称"的原理

当游戏治疗师从成人的视角具体化玩具名称和行为时，可能会做出不准确的假设和回应。

▶▶▶ ////////////////////////////////

示例

当孩子把一块积木往沙子里推时，治疗师可能会具体化地回应说："你正在把那块积木推到沙子里。"但在孩子的眼中，那块积木可能是一台推土机、一艘宇宙飞船或一只动物。

避免具体化玩具名称的回应："你正在把**它/那个**推到沙子里。"

////////////////////////////////

当游戏治疗师将玩具错误地具体化时，有些孩子会纠正治疗师，有些则不会。无论如何，当治疗师错误具体化玩具名称时，孩子可能会觉得游戏治疗师不太了解自己。

"不具体化玩具名称"可以营造一个更宽松的环境，鼓励孩子发挥自己的创造力。在非传统的游戏方式中，孩子更容易自由自在地游戏。治疗师可以使用一些非描述性的词语，如"它们、那个、那些、那里"。

承认非言语行为——适量回应

回应过少

如果治疗师在孩子的游戏过程中保持沉默，孩子会有一种被监视的感觉，或者会认为治疗师对自己不感兴趣。但实际上，治疗师需要让孩子感觉到"治疗师似乎也是游戏的一部分"。

这与成人的交谈很相似。当对方倾听并做出口头回应时，成人能够感到对方真的在聆听和关心自己。同理，游戏治疗师需要用耳朵去听，用眼睛去观察，并用言语回应其听到和看到的内容。

回应过多

如果治疗师过于频繁地承认孩子的非语言行为，治疗师听起来可能像一名在逐个解释孩子行为的"体育评论员"。

这样的回应听起来既不真诚，也不够口语化。孩子可能觉得这样的"讲解"非常唐突。治疗师需要做出真诚和口语化的回应。

承认非言语行为——个体化回应

以"你在"或"你正在"开始回应。这样的回应关注的是儿童而非玩具，因此更加个体化，同时还能加强孩子的控制感。

▶▶▶ //////////////////////////////

示例

孩子正在玩一辆汽车，并认为自己正在一条大的圆形赛道里开车。

● 专注于孩子的回应。（帮助孩子感受自己的能力。）

你正在开着这辆车绕圈圈呢。

- 专注于玩具的回应。（非个体化的信息；没有帮助孩子感受到自己的能力和重要性。）

那辆车在四处绕圈圈呢。

在第一次游戏治疗期间，治疗师可以表现得更加健谈一些，也可以更加频繁地承认孩子的非言语行为，从而帮助孩子减轻焦虑。

如果孩子非常专注于游戏，则不需要太多的回应。

> **讨论问题**：当游戏治疗师真诚而有效地承认非言语行为时，孩子会有怎样的体验？会有怎样的感受？

练习：承认非言语行为

1. 孩子用积木建了一座高塔，并将它撞倒。

回应：你正在 _____

2. 孩子在为婴儿娃娃梳头发。

回应：你正在 _____

3. 孩子把架子上的玩具弄乱并重新整理。

回应：你正在 _____

4. 孩子戴上消防员的帽子，然后又脱下并戴上警察的帽子。接下来，孩子脱下警察的帽子并戴上了一顶王冠。

回应：你正在 _____

5. 孩子默默地画了一座房子、一缕阳光和一棵树。然后，他用黑色的颜料覆盖了这个场景。

回应：你正在 _____

6. 孩子拿出了医药箱里的听诊器并开始听自己的心跳。

回应：你正在 _____

7. 孩子打开收银机，默默地数钱。然后，他将钱放回收银机，并合上了抽屉。

回应：你正在 _____

视频回顾与反思：回顾一段你的游戏治疗的视频。听自己是如何做出"承认非言语行为"的回应的。

思考如果能再来一次，你会在某次治疗中增加或减少这些回应的数量吗？

你的回应听起来真诚和口语化吗？

如果你需要增加回应的数量，找出视频中 8 处你错过的本可以做出"承认非言语行为"的回应的机会。

描述孩子的游戏行为，并写下你可以做出的回应。

在使用此技能的过程中，你遇到了什么问题吗？

举例：有效与无效的承认非言语行为

基础信息

一名 4 岁男孩因分离焦虑而被母亲带来接受治疗。母亲报告说，她每次离开家时孩子都会大哭，而且只有她可以安抚孩子。母亲进一步描述，孩子遇到陌生人都很安静，而且很难和他人熟络起来，哪怕是自己的家人。母亲还说，孩子一直与她很亲近，并且对"几个月后弟弟或妹妹将出生"这件事不太感兴趣。

摘自某次游戏治疗

初始回应

孩子：（进入房间后便四处张望，没有说话，看起来有点儿焦虑。）

治疗师：你今天想玩什么？

评注：该治疗师希望通过这个问题让孩子引导开始本次治疗。但治疗师的前提假设是"孩子确实愿意游戏"。说这句话时，治疗师给孩子传递了这样一条信息：治疗师希望孩子在房间里玩玩具。但实际上，治疗师原本想表达的是：在游戏时间内孩子玩什么玩具都是可以接受的。该治疗师的初衷是让孩子引导"游戏时间"，但说的话却像在决定孩子必须做什么活动（必须玩玩具）。

此外，治疗师没有回应孩子的感受。通过回应孩子的感受和非言语行为，治疗师可以传递出"我与你同在"的信息，从而让孩子可以在游戏时间内表达自己的感受和想法。

更正后的回应

孩子：（进入房间后便四处张望，没有说话，看起来有点儿焦虑。）

治疗师：你不太确定为何会来到这里，你正在查看房间里有什么东西。

评注：初级游戏治疗师可能不太懂得如何应对不太"活跃"的孩子，因为他们默认所有孩子都是愿意在游戏室玩耍的。更正后的回应既对观察到的行为给出了回应，也让孩子了解到"治疗师与他在一起，且在关注他"这一信息。

案例研究与实践

针对下述情景，回答你将如何做出回应以承认孩子的非言语行为。

全部回答完毕后，你可以翻到第 46 页阅读我们给出的"参考回应"，并与自己的回应进行对比。在写完自己的答案之前，请不要提前查看参考答案。

孩子：（推着卡车越过沙箱，并模拟卡车的"呜呜声"。）

治疗师：_____

孩子：（挖了一勺沙子，放进卡车的后部。）

治疗师：_____

孩子：（将卡车推回沙箱的另一边；倒出沙子。）

治疗师：_____

孩子：（站起来，环顾房间。）

治疗师：_____

孩子：（拿起一辆飞机，放进沙子里。然后看看还能在沙箱里玩什么玩具。）

治疗师：_____

孩子：（把几个塑料士兵放入沙盘，开始用他拿来的所有玩具扮演一个场景。）

治疗师：_____

孩子：（把塑料士兵排成一条直线，然后在士兵周围筑起一道墙。）

治疗师：_____

孩子：（将卡车和飞机从沙箱中取出。）

治疗师：_____

孩子：（开始用塑料士兵展开一场战斗。发出"啪""砰""隆隆"等声音。）

治疗师：_____

孩子：（撞倒几个塑料士兵，然后用沙子把它们埋起来。）

治疗师：_____

举例：承认非言语行为的治疗师回应

孩子：（推着卡车越过沙箱，并模拟卡车的"呜呜声"。）

治疗师：你正在把它推到那里。

孩子：（挖了一勺沙子，放进卡车的后部。）

治疗师：你正在把它倒在那里。

孩子：（将卡车推回沙箱的另一边；倒出沙子。）

治疗师：现在又回到了那边，倒在了那里。

孩子：（站起来，环顾房间。）

治疗师：你在找些其他东西。

孩子：（拿起一辆飞机，放进沙子里。然后看看还能在沙箱里玩什么玩具。）

治疗师：你把它放在那里，你在想还有什么可以使用。

孩子：（把几个塑料士兵放入沙盘，开始用他拿来的所有玩具扮演一个场景。）

治疗师：你现在拿了所有你想要的东西，你在用自己想要的方式玩它们。

孩子：（把塑料士兵排成一条直线，然后在士兵周围筑起一道墙。）

治疗师：你正在排列它们，并筑起了一堵墙来保护它们。

孩子：（开始用塑料士兵展开一场战斗。发出"啪""砰""隆隆"等声音。）

治疗师：听起来他们真的在战斗。

孩子：（撞倒几个塑料士兵，然后用沙子把它们埋起来。）

治疗师：看起来它们被打倒了，你正在把它们埋起来。

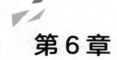

第6章

反映内容

什么是反映内容

治疗师用略微不同的措辞重复孩子所说的话。

▶▶▶ ////////////////////////////////

示例

- 孩子正在玩沙箱并说:"很快就会发生一场大地震。没有人能阻止它;超人也不可以。"

  反映:没人可以阻止这场地震。

- 孩子把盘子放在地板上说:"现在是吃晚饭的时间了,大家快过来吃饭。"

  反映:你在让每个人知道晚餐准备好了。

//

为什么要反映内容

反映内容有助于让孩子知道你在聆听和理解他的信息。它还给孩子提供了倾听自己给出的信息的机会，从而知道自己说了什么。这有助于肯定孩子的观点，并强化他对自我的理解。

当你需要在"反映孩子的内容"还是"反映孩子的感受"之间做出选择时，建议优先反映孩子的感受，或结合孩子的感受和内容做出反映。如果孩子没有明确表达自己的感受，治疗师可以聆听孩子的语调，从而辨别该信息背后的感受。

练习：反映内容

虽然可能有其他更好的回应，但在这里请只练习"反映内容"这一技巧。

1. 孩子正在玩洋娃娃，说："她很饿，所以我要喂她。"

回应：_____

2. 孩子正在玩士兵，说："他会杀死所有的坏人。"

回应：_____

3. 孩子正在玩玩偶家庭，说："现在是大家去睡觉的时候了。"

回应：_____

4. 孩子正在数钱，说："我打算买下这个房间里的所有东西。"

回应：_____

5. 孩子正在玩手偶。一只手偶对另一只手偶说："明天我要办一场生日聚会。"

回应：_____

讨论问题：当游戏治疗师反映孩子所说的内容时，孩子会体验到什么？孩子会感受到什么？

视频回顾与反思：回顾你和孩子的某次游戏治疗的录像。观看视频，并留心听那些能够反映内容的回复。找到 8 处"你明明可以反映内容，但没有这样做"的地方。写下你可以做出的反映，或你希望如何改进之前的回应。

视频回顾格式：

孩子：孩子说的话。

治疗师：你的回应，如没有回应请记录"无回应"。

更正后的回复：你希望你当时如何回应。

更正的原因：解释为什么更正后的回应会更加有效，以及"它如何影响孩子"。

举例：有效与无效的"内容反映"

基础信息

7 岁的泰勒接受不了继父艾伦，他的母亲安吉把他带来接受游戏治疗。在泰勒 18 个月大的时候，泰勒的亲生父亲离开了这个家庭，泰勒从那时起就没有接触过他。在遇见艾伦之前，泰勒和他的母亲会在每天晚上和周末度过许多亲子时间。两年前，安吉遇见了艾伦，泰勒对母亲的约会感到非常生气。安吉解释说她认为泰勒会接受艾伦的，但泰勒却说出越来越多仇恨艾伦的话。

摘自与泰勒的第一次游戏治疗

初始回应

孩子：（泰勒看了一眼不倒翁，把沙子装入塑料杯中，然后说）我要在他的橙汁里下毒，毒死他。

治疗师：你决定要把沙子装进塑料杯里。

评注： 治疗师错过了一次对于和泰勒交流来说非常重要的回应机会。泰勒说话的内容比"他将沙子装进塑料杯中"这个动作更为重要。"承认非言语行为"是在孩子没有口头沟通的情况下，治疗师可以选择的重要回应方式（它让孩子知道你和他在一起，而且很关心他）。

更正后的回应

泰勒：（泰勒看了一眼不倒翁，把沙子装入塑料杯中，然后说）我要在他的橙汁里下毒，毒死他。

治疗师：你想用有毒的橙汁来杀死他。

评注：许多刚入行的治疗师可能无法预料到孩子会说出这样的话，也很难承认孩子说了这样的话。请避免在言语中透露出"泰勒的游戏隐喻有点儿不对"这样的信息。

案例研究与实践

针对下述情景，回答你将如何反映孩子的内容。

全部回答完毕后，你可以翻到第 56 页阅读我们给出的"参考反映"，并与自己的回应进行对比。在写完自己的答案之前，请不要提前查看参考答案。

孩子：嘿，里面的是谁？（约书亚弯下腰，盯着沙箱，指着沙子上的足迹。）

治疗师：＿＿＿＿＿＿＿＿＿＿＿＿＿＿＿＿＿＿

孩子：谁弄的呢？给我看看你的鞋底。

治疗师：＿＿＿＿＿＿＿＿＿＿＿＿＿＿＿＿＿＿

孩子：不是你。

治疗师：＿＿＿＿＿＿＿＿＿＿＿＿＿＿＿＿＿＿

孩子：（开始用铲子铲沙盖住足迹。约书亚把手放进沙里，开始把沙从一边推到另一边。）地震啦！地震啦！

治疗师：＿＿＿＿＿＿＿＿＿＿＿＿＿＿＿＿＿＿

孩子：蝙蝠侠和罗宾在这里！（约书亚把沙子撒在地震的地方。）

治疗师：＿＿＿＿＿＿＿＿＿＿＿＿＿＿＿＿＿＿

孩子：但他们（蝙蝠侠和罗宾）无法阻止它。

治疗师：＿＿＿＿＿＿＿＿＿＿＿＿＿＿＿＿＿＿

孩子：这个可以！

治疗师：_____

孩子：（约书亚开始埋他的左手。）蝙蝠侠死了。（语调听起来很伤心。）

治疗师：_____

孩子：不，超人正在埋葬他。

治疗师：_____

孩子：这是一台很棒的军用坦克。它可以阻止地震。它救出了蝙蝠侠。我自由了！（听起来很开心。）

治疗师：_____

孩子：墙壁又升起来了。我很害怕。

治疗师：_____

孩子：他陷下去了，被困住了。（指着之前被标记为"坏人"的那只手。）

治疗师：_____

孩子：现在，走远点吧！

治疗师：_____

孩子：（看着双手。）坏家伙和好家伙。

治疗师：_____

举例：能够"反映内容"的治疗师回应

孩子：嘿，里面的是谁？（约书亚弯下腰，盯着沙箱，指着沙子上的足迹。）

治疗师：你注意到那里有足迹呢。

孩子：谁弄的呢？给我看看你的鞋底。

治疗师：你想看看我的鞋底，看看它是否像那双脚印。

孩子：不是你。

治疗师：不是我。你认为不是我干的。

孩子：（开始用铲子铲沙盖住足迹。约书亚把手放进沙里，开始把沙从一边推到另一边。）地震啦！地震啦！

治疗师：地震了。

孩子：蝙蝠侠和罗宾在这里！（约书亚把沙子撒在地震的地方。）

治疗师：蝙蝠侠和罗宾在"地震上"撒了点东西。

孩子：但他们（蝙蝠侠和罗宾）无法阻止它。

治疗师：无论他们做什么，都不足以阻止地震。

孩子：这个可以！

治疗师：哦，它可以阻止它。

孩子：（约书亚开始埋他的左手。）蝙蝠侠死了。（语调听起来很伤心。）

治疗师：你很伤心。蝙蝠侠已经死了，你正在埋葬他。

孩子：不，超人正在埋葬他。

治疗师：哦，超人正在埋葬蝙蝠侠。

孩子：这是一台很棒的军用坦克。它可以阻止地震。它救出了蝙蝠侠。我自由了！（听起来很开心。）

治疗师：蝙蝠侠很高兴能够再次获得自由。

孩子：墙壁又升起来了。我很害怕。

治疗师：他很害怕；他不知道该怎么办。

孩子：他陷下去了，被困住了。（指着之前被标记为"坏人"的那只手。）

治疗师：哦，这个坏人陷入了陷阱。

孩子：现在，走远点吧！

治疗师：你警告他要远离你。

孩子：（看着双手。）坏家伙和好家伙。

治疗师：有些人很坏，有些人很好。

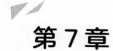

第 7 章

反映感受

为什么要反映孩子的感受

- 治疗师在反映孩子的感受的同时，也在向孩子传达对其"感受和需求"的理解和接受。此外，这种回应还可以让孩子知道治疗师对自己感兴趣，且想要了解自己。
- 这个过程可以帮助孩子理解、接受和标记自己的感受；并学习如何口头传达自己的感受。
- 如果孩子表达的某种感觉未被承认，孩子可能会认为这种感觉或表达是不可接受的。

识别感受

- 你似乎因为……而有点沮丧……
- 你看起来很开心……
- 你很生气，因为……
- 你不太明白……

- 你看起来挺兴奋的。
- 你很伤心。
- 你真的喜欢……
- 你不喜欢……

写出 20 个描述"感受"的词语（如快乐、悲伤、害怕等）。

_____

_____

_____

_____

_____

_____

_____

_____

_____

描述"感受"的词语

气愤	愤怒	恼怒	生气
困惑	惊讶	尴尬	沮丧
害怕	恐惧	畏惧	紧张
筋疲力尽	不堪重负	震惊	担忧
难过	寂寞	不开心	没人爱我
快乐	满足	兴奋	愉悦
强大	自信	骄傲	心满意足
能干	坚定	安全感	强壮
充满爱	欣赏	体贴	热情
好玩	无忧无虑	如释重负	

练习：反映感受

1. 你说："特里，这是我们的特别的游戏室。你可以在这个游戏室里做很多你想做的事情。"孩子笑了，手舞足蹈地说："真的吗？！"

回应：＿＿＿＿＿＿＿＿＿＿＿＿＿＿＿＿＿＿＿＿＿＿＿＿＿＿＿＿＿

2. 孩子正在玩玩偶家庭的玩具。一只玩偶正在对另一只玩偶大喊大叫。

回应：＿＿＿＿＿＿＿＿＿＿＿＿＿＿＿＿＿＿＿＿＿＿＿＿＿＿＿＿＿

3. 孩子假装在整理餐桌，微笑着说："我知道什么东西该摆在哪里。"

回应：＿＿＿＿＿＿＿＿＿＿＿＿＿＿＿＿＿＿＿＿＿＿＿＿＿＿＿＿＿

4. 孩子击打不倒翁并笑了。

回应：＿＿＿＿＿＿＿＿＿＿＿＿＿＿＿＿＿＿＿＿＿＿＿＿＿＿＿＿＿

5. 孩子用手铐把你铐了起来，并大笑。

回应：＿＿＿＿＿＿＿＿＿＿＿＿＿＿＿＿＿＿＿＿＿＿＿＿＿＿＿＿＿

6. 孩子在洒水，溅得整个地板都是。

回应：＿＿＿＿＿＿＿＿＿＿＿＿＿＿＿＿＿＿＿＿＿＿＿＿＿＿＿＿＿

7. 孩子将飞镖枪对准天花板的灯。你设定了一个限制，随后孩子把枪扔到地板上，并用脚踩它。

回应：＿＿＿＿＿＿＿＿＿＿＿＿＿＿＿＿＿＿＿＿＿＿＿＿＿＿＿＿＿

8. 孩子小心翼翼地打开医药箱，取出注射器，然后迅速将其放回盒子里，并开始玩另一个玩具。

回应：＿＿＿＿＿＿＿＿＿＿＿＿＿＿＿＿＿＿＿＿＿＿＿＿＿＿＿

视频回顾与反思：回顾你与孩子的某次游戏治疗。观看视频，并留心听那些能够反映孩子感受的回应。找到 8 个 "你明明可以做出反映，但没有这样做" 的地方。按照下面的格式写下答案。

视频回顾格式：

孩子：孩子说了或做了什么。

治疗师：你的回应，如没有回应请记录 "无回应"。

更正后的回应：你希望你当时如何回应。

更正的原因：解释为什么更正后的回应会更加有效，以及它会如何影响孩子。

举例：无效与有效的反映感受

基础信息

一名 7 岁的男孩在学校经历了创伤，其母亲把孩子带来接受治疗。母亲报告说，孩子非常亲近的那位老师最近搬到了另一个州。学校还没有找到代课老师，因此学生只能先上其他课。母亲说孩子在学校时很伤心，并经常说他再也不喜欢上学了。母亲报告说，该老师搬走以来，孩子的行为发生了重大变化。

摘自某次游戏治疗

初始回应

孩子：（非常伤感的声音）我的老师搬走了，我要换新的老师了。

治疗师：你知道你要换一位新的老师了。

评注：这是一条反映孩子内容的回应。虽然治疗师的回应集中在孩子身上，但治疗师错过了回应孩子表达的情绪的机会。如果治疗师对孩子的感受而不是内容做出回应，该次治疗会进入一个更深的层次，并可以帮助孩子学会识别和口头表达他的感受。

更正后的回应

孩子：（非常伤感的声音）我的老师搬走了，我要换新的老师了。

治疗师：你的老师要搬走了，你很伤心，你很想她。

评注：这条回应确认了孩子的感受，而且让孩子觉得自己被理解。这也有助于在孩子和治疗师之间建立信任的关系。治疗师还传达了"你的感受很重要"这一信息。

案例研究与实践

根据下面的情景，写下能够反映孩子感受的治疗性回应。

全部回答完毕后，你可以翻到第 67 页阅读我们给出的"参考回应"，并与自己的回应进行对比。在写完自己的答案之前，请不要提前查看参考答案。

孩子：（从架子上拿出玩具，然后转向治疗师。）我知道这是什么，我家也有一个，学校也有一个！

治疗师：_____

孩子：我喜欢上学，因为我可以和朋友们一起玩。

治疗师：_____

孩子：（走向黑板，开始画画。）但有时候我们还是要读书的。

治疗师：_____

孩子：嗯嗯。（还在画画。）

治疗师：_____

孩子：我喜欢在学校画画，但我不能这样做，因为老师说只有她可以用那块黑板。

治疗师：_____

孩子：我们也不能玩自己想玩的东西。我们必须按老师说的去做。

治疗师：_____

孩子：（开始在沙箱里面玩。）我也喜欢玩这个。

治疗师：_____

孩子：但是妈妈带我去公园时，她不让我玩沙子，因为她觉得我会弄得很脏。

治疗师：_____

孩子：但爸爸带我去公园玩的时候，我就可以玩沙子了。

治疗师：_____

孩子：但爸爸不能经常陪我，因为他要工作。

_____

举例：反映孩子感受的治疗性回应

孩子：（从架子上拿出玩具，然后转向治疗师。）我知道这是什么，我家也有一个，学校也有一个！

治疗师：你很高兴在这里看到一些你在其他地方也玩过的玩具。

孩子：我喜欢上学，因为我可以和朋友们一起玩。

治疗师：你喜欢上学，喜欢和你的朋友一起玩。

孩子：（走向黑板，开始画画。）但有时候我们还是要读书的。

治疗师：听起来你不喜欢在学校读书呢。

孩子：嗯嗯。（还在画画。）

治疗师：你正在那里画些什么呢……你真的很专注于你画的东西呢。

孩子：是的……我喜欢在学校画画，但我不能这样做，因为老师说只有她可以用那块黑板。

治疗师：听起来，老师不让你在学校黑板上画画的时候，你会生气呢。

孩子：是的……我们也不能玩自己想玩的东西。我们必须按老师说的去做。

治疗师：你不能在学校里玩的时候，你会生气呢。

孩子：（开始在沙箱里面玩。）我也喜欢玩这个。

治疗师：你找到了其他你喜欢玩的东西。

孩子：但是妈妈带我去公园时，她不让我玩沙子，因为她觉得我会弄得很脏。

治疗师：当你在公园里不能玩沙子，你会很失望。

孩子：但爸爸带我去公园玩的时候，我就可以玩沙子了。

治疗师：你喜欢和爸爸一起去公园玩。

孩子：但爸爸不能经常陪我，因为他要工作。

治疗师：爸爸不能和你一起去公园时，你会感到难过。

治疗师的语调和表情

使用你自己的语调来传达意义和感受

有些治疗师和孩子一起工作时会使用和平时不太一样的语调，如提高音调，或在句子结尾处升调。但是，这样的语调表达了"治疗师认为孩子无能"的态度。

单一不变的声调会让孩子觉得治疗师对自己不感兴趣。真诚的治疗师应该表现出真实的自我，使用日常生活互动和对话的语气即可。

如果孩子明明没有很兴奋，治疗师却用一种非常兴奋的声音去回应孩子，孩子可能会觉得不妥。孩子可能会不再信任治疗师的回应，因为孩子并不兴奋。

例如，当某个孩子找到了婴儿奶瓶玩具后（孩子看起来并不兴奋），治疗师回应说："哇！你找到了！"该回应的兴奋度与孩子所经历的兴奋感并不一致，因此可能会影响孩子之后的行为。

个人反思：回想一下你对成人与孩子交谈的观察。成人在和孩子沟通时，用了哪些有效或无效的方式呢？

_____

_____

_____

_____

_____

_____

治疗师的语调和表情应与儿童的情感一致

在游戏治疗期间，儿童正在更好地了解自己，以及自己的感受。治疗师在回应孩子的感受或在确认孩子的经历时，语调应与儿童的表情和经历一致。

- 孩子安静而庄严地将几个小人埋进沙子里。

不准确的回应：治疗师用快乐或激动的声音说："你知道如何将小人埋在沙子里。"

准确的回应：治疗师用比较庄严的声音说："你正在把它们埋进沙子里。"

- 孩子看起来很生气，正在踢打不倒翁。

不准确的回应：治疗师用平静而悲伤的口吻说："噢不，你真的要这样对它吗？"（几乎是在与不倒翁共情。）

准确的回应：用愤怒的口吻说："你很生气，所以你要这样对他。"

个人反思：根据你的经验，你觉得哪些情绪最难以共情的方式回应呢？如何能够以与孩子的情感一致的语调做出共情的回应呢？

_____

_____

_____

_____

_____

治疗师的语调和表情应与回应一致

● 孩子悲伤地说："发生了一场地震，所有人都死了。"

不准确的回应：治疗师用一种轻松的口吻回应道："地震发生了，所有人都丧生了，你感到很难过。"

准确的回应：治疗师用一种悲伤的口吻回应道："地震发生了，所有人都丧生了，你感到很难过。"

虽然这一点可能看起来非常明显。但治疗师一定要记住，自己的回应要与孩子体验到感受的深度和强度保持一致。孩子常常会用玩具来表达自己的感受和想法。对他们来说，游戏是很有意义的，而且通常代表着他们的生活经历。

个人反思：描述一次"你的语气与你在承认的孩子的感受不一致"的经历。你将如何解决这个问题？

_____

_____

_____

_____

_____

"反映感受" 的原则

1. 用 "你" 来开始一个句子，从而让信息变得个体化。

2. 在回应时，避免重复使用诸如 "听起来好像" 之类的短语。

3. 治疗师需要留意一下生活中有哪些自己会避免（或会让自己不舒服）的感受。因为这些感受对孩子来说可能也是难以启齿的。

讨论问题：游戏治疗师反映孩子的感受时，他们会体会到什么？然后会感受到什么？

讨论问题：有什么感受对你来说是难以表达或尽量避免的？

视频回顾与反思：回顾你和孩子的某次游戏治疗的录像。观看视频，并留心听那些能够反映孩子感受的回应。找到 8 处你没有用准确或适当的语调去回应的地方。思考一下你该如何调整当时的语气？

指导儿童的评论或建议

有些治疗师在治疗过程中会发表一些指导儿童的意见或建议，而不是促进孩子的决策力与责任感。事实上，孩子在掌控某情景、能够自己决定接下来该做些什么的时候，他会变得更自主和独立，且能够更自如地表达自己的想法。

▶▶▶ ////////////////////////////////////

示例

孩子：（进入游戏室。）

治疗师：看看这个玩具屋！你可以用里面的娃娃创造一个故事。

孩子：我该画些什么？

治疗师：画一幅家人的照片。

以上的这些回应指导了孩子的行为，并剥夺了孩子自我指导或自我决策的机会。

//

讨论问题：当游戏治疗师指导孩子或做出引导性的回应时，孩子会体验到什么？

视频回顾与反思：回顾你和孩子的某次游戏治疗的录像。记录下引导或指导孩子的回应。描述这些回应会如何影响孩子。

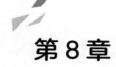

第 8 章

促进决策力与责任感

什么是"促进决策力与责任感"

当孩子提出问题或寻求帮助时，治疗师需要做出回应将责任归还给孩子。这类型的回应鼓励儿童做出自己的决定，并对当前的问题负责任。

▶▶▶ ////////////////////////////////

示例

孩子：我应该先玩什么呢？

治疗师：在这里，由你自己来决定想玩什么。

//

其他可以促进孩子自我决策的回应示例：

- 你希望它是什么，它就是什么。
- 你可以画你想要的任何颜色。

● 在这里，你可以以你想要的方式拼写这个单词。

为什么要促进儿童的自我决策和责任感

孩子从小就开始学习如何做出决定，以及如何自己承担责任。这些技能是在整个童年时期发展起来的。它们能够帮助孩子在青少年期和成年期更好地做出决定。

得到了学习自我决策和负责任的机会的孩子，将学会自我引导、自我激励，并在生活中感受到控制感。

孩子需要通过实践来学习负责任。当成人帮孩子做那些孩子自己有能力做的决定时，孩子就被剥夺了一次学习的机会。如此一来，孩子会更依赖成人，而不是学会自己负责任。

为什么不在孩子寻求帮助时马上帮助他们

这样做会让孩子觉得自己没有能力，觉得自己有很多不足，从而导致日后需要依赖成人来完成一些他们可以自己完成的任务。当成人帮助孩子完成任务时，孩子会失去自己解决问题的机会；当孩子自己努力完成任务时，他们会获得一种成就感和自豪感。

个人反思：某些刚入行的治疗师认为自己有必要立即帮助正在努力完成特定任务的孩子。这些治疗师是如何看待作为帮助者的自己和孩子（或其他处于挣扎中的人）的呢？

_____

_____

_____

练习：促进"决策力与责任感"

1. 孩子拿起一个玩具，问道："这是用来做什么的？"

回应：＿＿＿＿＿＿＿＿＿＿＿＿＿＿＿＿＿＿＿＿＿＿＿＿＿＿＿＿

2. 孩子第一次来到游戏治疗室，看着治疗师问："我应该做些什么？"

回应：＿＿＿＿＿＿＿＿＿＿＿＿＿＿＿＿＿＿＿＿＿＿＿＿＿＿＿＿

3. 孩子拿起一只恐龙，问："这是什么恐龙？"

回应：＿＿＿＿＿＿＿＿＿＿＿＿＿＿＿＿＿＿＿＿＿＿＿＿＿＿＿＿

4. 孩子在厨房区域做晚饭，问："我应该做什么菜呢？"

回应：＿＿＿＿＿＿＿＿＿＿＿＿＿＿＿＿＿＿＿＿＿＿＿＿＿＿＿＿

5. 在没有自己尝试的情况下，孩子拿过来揉成一团的纸，问："垃圾桶
   在哪里？"

回应：＿＿＿＿＿＿＿＿＿＿＿＿＿＿＿＿＿＿＿＿＿＿＿＿＿＿＿＿

6. 一个 6 岁的孩子把水溅到了地上，并对你说："把它弄干净。"

回应：＿＿＿＿＿＿＿＿＿＿＿＿＿＿＿＿＿＿＿＿＿＿＿＿＿＿＿＿

讨论问题：当游戏治疗师用一种鼓励孩子决策的方式做出回应时，孩子会学到什么？然后孩子会感受到什么？

视频回顾与反思：回顾你和孩子的某次游戏治疗的录像。观看视

频，并留心听那些能够帮助孩子自我决策和负责任的回应。找到 8 处你错过的本可以帮助孩子自我决策和负责任的地方。使用如下格式写下你的答案。

孩子：孩子说了或做了什么。

治疗师：你的回应，如没有回应请记录"无回应"。

更正后的回应：你希望你当时如何回应。

更正的原因：解释为什么更正后的回应会更加有效，以及"它会如何影响孩子"。

举例：
帮助／没有帮助孩子自我决策和负责任的回应

基础信息

一名 6 岁的女孩被母亲带来接受治疗，母亲希望治疗师帮助孩子在学校里更好地过渡。这位母亲报告说，女孩和老师的相处有点儿问题。老师告诉母亲，女孩在学校很难独立完成作业，即使她知道如何完成作业，她也会经常寻求帮助。母亲还表示，即使在家里做一些简单的任务，女儿也会经常寻求她的指导和批准。

摘自某次游戏治疗

初始回应

孩子：（拿起玩具医药箱。）这是什么？怎么用呢？

治疗师：这是一个医药箱。你可以假装自己是医生。

孩子：（拿出听诊器。）这是用来做什么的呢？（戴上听诊器。）

治疗师：你把它戴在耳朵上，去听别人的心跳。

评注：治疗师在治疗过程中自主回答了孩子的问题。他更像一位老师而不是一位治疗师。治疗师需要锻炼孩子在能力范围内自己做决定和做选择的能力。在游戏室，治疗师应给予孩子自由探索玩具的机会，让孩子用他们想要的方式使用它们。这能够发展孩子自我决策的技能。

更正后的回应

孩子：（拿起玩具医药箱。）这是什么？怎么用呢？

治疗师：你可以决定怎样使用它。

孩子：（拿出听诊器。）这是用来做什么的呢？（戴上听诊器。）

治疗师：你很好奇。看起来你知道如何使用它。

评注： 在让孩子探索玩具并自己决定如何使用它们的过程中，治疗师鼓励了孩子，促进了孩子自己做决定的能力。

案例研究与实践

针对下面的情景，各写出一条可以促进自我决策的治疗师回应。

全部回答完毕后，你可以翻到第 83 页阅读我们给出的"参考回应"，并与自己的回应进行对比。在写完自己的答案之前，请不要提前查看参考答案。

孩子：（进入游戏室，并环顾房间。）我该做些什么？

治疗师：＿＿＿＿＿＿＿＿＿＿＿＿＿＿＿＿＿＿＿＿＿＿

孩子：（走向手工桌，拿出一张纸。）我知道我要做什么了。

治疗师：＿＿＿＿＿＿＿＿＿＿＿＿＿＿＿＿＿＿＿＿＿＿

孩子：我要画一幅给妈妈的画。

治疗师：＿＿＿＿＿＿＿＿＿＿＿＿＿＿＿＿＿＿＿＿＿＿

孩子：（开始从彩色马克笔 / 蜡笔中挑选颜色，并开始绘画。）

治疗师：＿＿＿＿＿＿＿＿＿＿＿＿＿＿＿＿＿＿＿＿＿＿

孩子：我要画一道彩虹。

治疗师：＿＿＿＿＿＿＿＿＿＿＿＿＿＿＿＿＿＿＿＿＿＿

孩子：是的……我应该为彩虹涂上什么颜色呢？

治疗师：＿＿＿＿＿＿＿＿＿＿＿＿＿＿＿＿＿＿＿＿＿＿

孩子：我想我会用蓝色和红色，因为它们是我最喜欢的颜色。

治疗师：_____

孩子：现在，我要画一些花儿。

治疗师：_____

孩子：（开始画花。）

治疗师：_____

孩子：（把画拿给治疗师。）画好了，我要把这幅画送给我妈妈。

治疗师：_____

举例：能够促进孩子自我决策的治疗师回应

孩子：（进入游戏室，并环顾房间。）我该做些什么？

治疗师：在这里，你可以自己决定要玩什么。

孩子：（走向手工桌，拿出一张纸。）我知道我要做什么了。

治疗师：你搞清楚自己想做什么了。

孩子：我要画一幅给妈妈的画。

治疗师：你有自己的打算，你知道你想做什么。

孩子：（开始从彩色马克笔 / 蜡笔中挑选颜色，并开始绘画。）我要画一道彩虹。

治疗师：你知道自己想做什么，也知道怎么样去做。

孩子：是的……我应该为彩虹涂上什么颜色呢？

治疗师：你可以自己决定使用哪种颜色。

孩子：我想我会用蓝色和红色，因为它们是我最喜欢的颜色。

治疗师：你知道该用哪些颜色了。

孩子：现在，我要画一些花儿。

治疗师：你决定好接下来要画什么了。

孩子：（开始画花。）

治疗师：你正在很认真地画画呢。

孩子：（把画拿给治疗师。）画好了，我要把这幅画送给我妈妈。

治疗师：你清楚自己希望做些什么了，你很高兴你可以把这幅画送给你妈妈。

帮助孩子的原则

1. 当你看到一个孩子在努力完成任务时，不要急着帮助他。等孩子自己请求帮助时也不迟。

孩子在认真完成任务时，治疗师要给予鼓励：

- 你真的在努力完成这项任务呢。
- 你正在想办法打开它。

2. 鼓励孩子独立完成那些适合其年龄的任务。

例如，塑料罐上的盖子盖得非常紧，3 岁的孩子怎么也打不开。对于这个孩子来说，与治疗师合作打开罐盖是适合其年龄的做法。

3. 在孩子自己尝试，并寻求帮助之前，不要主动帮助孩子。

4. 当孩子：

（1）已经努力尝试完成该任务。

（2）请你帮忙。

（3）这个任务对于孩子的年龄来说似乎的确具有挑战性。

接着，治疗师可以回应说："告诉我你想做什么。"

- 此回应鼓励孩子自己决定治疗师该如何帮助他。此外，这样的回应还有助于孩子专注于"完成该任务需要做的事情"。

在和孩子一起完成任务时：

- 治疗师可以鼓励孩子："你正在很努力地……"

当完成任务后，治疗师可以说：

● 你做到了。你打开了。（不要说：我们做到了。我们打开了。）

● 把重点放在孩子和孩子的成就上。

针对下述情景，回答你将如何回应孩子的求助。

1. 孩子正在努力解开绳子上的一个结，并请你帮忙。

回应：＿＿＿＿＿＿＿＿＿＿＿＿＿＿＿＿＿＿＿＿＿＿＿

2. 你和孩子一起成功地完成了一个任务。

回应：＿＿＿＿＿＿＿＿＿＿＿＿＿＿＿＿＿＿＿＿＿＿＿

3. 4 岁的孩子拿来了一副手铐，问："你可以帮我打开它们吗？"

回应：＿＿＿＿＿＿＿＿＿＿＿＿＿＿＿＿＿＿＿＿＿＿＿

4. 孩子正在努力拉上娃娃的夹克的拉链。

回应：＿＿＿＿＿＿＿＿＿＿＿＿＿＿＿＿＿＿＿＿＿＿＿

　　讨论问题：当游戏治疗师鼓励孩子独立完成任务时，孩子会体验到什么？然后孩子会感受到什么？

　　视频回顾与反思：回顾你和孩子的某次游戏治疗的录像。观看视频，找一找你帮助孩子的镜头。你是否鼓励孩子自己完成该任务？找出几处你帮助了孩子，但如果让你再来一次你会用不同的回应的地方。使用如下格式写下你的答案。

　　孩子：孩子说了或做了什么。

　　治疗师：你的回应，如没有回应请记录"无回应"。

更正后的回应：你希望你当时如何回应。

更正的原因：解释为什么更正后的回应会更加有效，和 / 或 "它会如何影响孩子"。

赞美或评价式陈述

赞美或评价式陈述的例子

- 做得好！
- 你是个好孩子
- 这看起来很棒

- 你很擅长……
- 多漂亮的画呀
- 多棒的高楼呀

有些人认为赞美是一种强化儿童能力和行为的积极方式。然而，儿童可能会因此依赖于"赞美"，没有赞美就无法"感觉良好"，并可能会不断取悦他人，以获得他人的认可。

当孩子被鼓励去重视他们为达成某成就做出的努力和工作时，孩子会形成一种"内源性评估（internal source of evaluation）"。这样的孩子不会一直寻求他人的认可，而是能够为自己的努力和成就喝彩。

成人在赞扬或评价孩子的时候，其实在扮演一个权力者和评价者的角色。也就是说，这种大人拥有着赞扬或批评孩子的权利。他们既可以做出积极的评价，也可以做出消极的评价。而这可能会把孩子塑造成"外控型（external locus of control）"人格。外控型的孩子会逐渐学会用他人的想法和信仰来指导自己的生活。

"赞美"会结构化或强化儿童的行为，即让孩子做出更多相同的行为。

而受到"鼓励"孩子更有可能成为内控型（internal locus of control）的人，逐渐学会"自我指导"和"自我承担责任"。

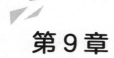

第 9 章

促进自尊和鼓励

本章将讨论赞美和鼓励的区别，以及该如何做出提升儿童自尊水平的鼓励性陈述。

"做出鼓励性陈述而非赞美性陈述"的原理：受到鼓励的孩子将学会"自我激励"，而不会通过寻求他人的赞美和评价来确定自我价值。

赞美与鼓励的区别

赞美

赞美是在评价孩子的能力和自我价值。赞美是在告诉孩子你对他的能力的看法。赞美会让孩子通过他人的积极或消极的评价来确定自我的价值。

赞美性陈述

治疗师回应： 这是一幅很漂亮的画！

避免这种类型的回应。因为如果孩子画的这幅画是好看的，也代表着治疗师可能会不满意孩子的下一幅作品。赞美强化了孩子对"积极的外部评价"的需求。

鼓励

鼓励性的回应是在承认孩子的努力。它有助于孩子培养内在动力,从而让孩子更加重视自己。

鼓励性陈述

治疗师回应:你花了很多工夫去画这幅画。

鼓励性回应的原理:这种类型的回应能够帮助孩子学会信任自己和欣赏自己的能力。如此一来,孩子将学会以自我为荣,而不会仅仅依赖他人的评价来形成"自我概念"。

▶▶▶ ///////////////////////

示例

孩子正在"做饭",并递给你一碟"鸡腿"。孩子问:"你觉得怎么样?"

赞美性回应:这顿晚餐非常美味!

此回应评价了"厨师"的表现。它鼓励孩子发展外部动机(即你的评论和赞美)。

鼓励性回应:你很用心地为我做了这顿晚餐。(通过语调来表达欣赏。)

此回应侧重于孩子的努力与尝试。它鼓励孩子去发展内部动机。孩子会学会自我激励,而不是依赖于他人的赞美。

///

鼓励性评论

治疗师回应：你懂得如何（数数、喂宝宝、搭积木、写你的名字等）。

"你懂得如何……"这个陈述在反映孩子的能力，而不是评价孩子的能力（如"你很会算数"）。

其他鼓励性陈述

- 你用自己的方式完成了它。
- 你做到了。
- 你辛苦了。
- 你很清楚自己希望怎样去做这件事。
- 听起来你很了解（恐龙）。
- 你成功了。
- 你很努力。
- 你真的很喜欢你的（画）。
- 你为你的（塔）感到自豪。

个人反思：描述一下什么是赞美，以及赞美对儿童的影响。描述一下什么是鼓励，以及鼓励对儿童的影响。

_____

_____

_____

_____

_____

练习：判断赞美性陈述或鼓励性陈述

判断下列陈述是赞美性还是鼓励性陈述。

1. 你这座塔搭得很好。

　　赞美　　　　　　　　　　　　　　　鼓励

2. 你很努力地搭这座塔。

　　赞美　　　　　　　　　　　　　　　鼓励

3. 你很喜欢创作这幅画的过程。你花了很多时间去画，还用了很多不同的颜色。

　　赞美　　　　　　　　　　　　　　　鼓励

4. 你真是个好孩子。

　　赞美　　　　　　　　　　　　　　　鼓励

5. 你付出了很多努力来实现这一目标。你没有依赖别人的帮助，对此你一定很自豪吧。

　　赞美　　　　　　　　　　　　　　　鼓励

6. 多漂亮的画呀。

　　赞美　　　　　　　　　　　　　　　鼓励

7. 我以你为荣。

　　赞美　　　　　　　　　　　　　　　鼓励

讨论问题：当我们赞美他时，孩子会学到什么？然后孩子会感受到什么？

视频回顾与反思：观看某次游戏治疗的录像，留意一下治疗师鼓励（评价）了孩子多少次。记录下每条赞美或评价。

练习：促进自尊和鼓励

孩子画了一幅画，看着你问："你喜欢它吗？"

回应：_____

孩子花了很长时间去排列玩具士兵。

回应：_____

孩子在研究怎样打开手铐。过了几分钟后，孩子成功打开了手铐。

回应：_____

孩子花了很多时间和精力来设计玩具屋。孩子完成后，说："你看！"

回应：_____

讨论问题：孩子在接受鼓励和建立自尊的过程中会学到什么？感受到什么？

视频回顾与反思：回顾你和孩子的某次游戏治疗的录像。观看视频，并留心听那些鼓励孩子、促进孩子自尊水平的回应。找到 8 处你错过的本可以帮助孩子促进自尊的地方。使用如下格式，记录你的回应。

孩子：孩子说了或做了什么。

治疗师：你的回应，如没有回应请记录"无回应"。

更正后的回应：你希望你当时如何回应。

更正的原因：解释为什么更正后的回应会更加有效，以及"它会如何影响孩子"。

对于这项技能，你有什么优势？你有什么想改进或改变的地方？在使用此技能的过程中，你遇到了什么问题吗？

举例：促进 / 没有促进孩子自尊水平的回应

"赞美和评价" 与 "鼓励和建立自尊"

　　游戏治疗的其中一个目标是让孩子通过内化自己对自己的积极陈述来促进自尊。赞美的定义为 "非叙述性的评价性陈述"，包括 "好极了" "很好" "很棒" "很美丽" 等词语。这类型的词汇评估了孩子或孩子的作品（绘画、积木塔）。在赞美的过程中，"评估员" 手握评价的权利，而孩子则学会通过外部的表扬使得自我感觉良好。这种称赞不会对孩子产生长期的积极影响，因为它在关注（描述）的并不是孩子的行为。如果孩子依赖于外部赞美和评价，则其同龄人、家庭成员和其他成人的评论都会影响到他对自己的想法和感受。

　　如果治疗师的回应是在描述孩子绘画或搭积木的过程，则是在承认孩子所投入的时间、精力和努力。这类型的信息可以被孩子内化成 "我很努力地搭建这座塔"。这种承认孩子的努力的认可性回应会融入孩子的自我概念和信念之中，让孩子学会承认自己的个人品质、承担和努力。

基础信息

　　8 岁的杰瑞德由于无法在社区或校园里交到朋友，被父亲马克带来接受游戏治疗。杰瑞德抱怨说邻居家的孩子都爱嘲笑他，学校里的老师和孩子们也都不喜欢他。

摘自杰瑞德的第四次游戏治疗

　　在前三次游戏治疗期间，治疗师注意到杰瑞德全程都在寻求口头接受和肯定。尽管治疗师明白鼓励与赞美（评价）的原理差异，她还是决定要赞美和评价杰瑞德。她希望帮助孩子发展更强大的自我概念。

摘录 1：初始回应

孩子：看看我画的画，你喜欢吗？

治疗师：画得太棒了。

摘录 1：更正后的回应

孩子：看看我的画，你喜欢吗？

治疗师：你很努力地画这幅画，听起来你对此很兴奋呢。

孩子：那你喜欢它吗？

治疗师：了解我的看法对你来说挺重要的。但真正重要的其实是你是怎么想的。杰瑞德，你很骄傲自己画出了这幅画，为此，你付出了很多的努力。

评注：杰瑞德正在寻求治疗师的认可和积极评价。当治疗师给予孩子一般化的积极评价时，孩子会接收到这样一条信息："治疗师认为我的画画得很好。"尽管这一条评价是积极的，但杰瑞德可能会担心未来会得到其他负面的评价。如果治疗师给孩子的所有评价都是积极的，则孩子可能会怀疑治疗师与自己的关系是否真诚。

而在更正后的回应中，治疗师避免了评价，没有赞美孩子的表现，没有评论孩子的结果，而是通过描述孩子的努力来接受孩子。在这个过程中，治疗师在教会孩子承认自己为了这幅画所花费的时间和努力。如果杰瑞德也认为自己花了很多时间和精力来创作这幅画，他就能够将这条信息内化，并为自己的努力"喝彩"。而"这幅画真漂亮"这种外部信息是无法被孩子内化的。相反，孩子接收到的信息是"治疗师认为我的画很漂亮"。因此，为了让自己感觉良好，杰瑞德还是会非常介意他人是否给予自己赞美和认可。

摘录 2：初始回应

孩子：（杰瑞德在描述每只恐龙。他告诉治疗师）我知道每只恐龙叫什么，我还可以告诉你哪只是肉食动物。

治疗师：你很聪明。

评注： 治疗师的回应表明，治疗师认为杰瑞德很聪明。在这种回应中，孩子无法将这条信息内化为"我很聪明"。这是一条外部评价。如果杰瑞德相信治疗师，则会意识到"治疗师认为自己很聪明"，而不会评价"自己是聪明的"。

摘录 2：更正后的回应

孩子：（杰瑞德在描述每只恐龙。他告诉治疗师）我知道每只恐龙叫什么，我还可以告诉你哪只是肉食动物。

治疗师：你对恐龙很了解呢。你知道它们的名字以及它们是否是肉食动物。

评注： 在更正后的回应中，治疗师没有笼统地评价孩子，而是在具体地承认孩子的知识和能力。由于这条回应具体描述了孩子的能力，孩子能够内化这条信息。杰瑞德可能会告诉自己"我真的很了解恐龙"。在内化的过程中，杰瑞德肯定了自己对恐龙的了解。

案例研究与实践

针对下列情景，写下能够鼓励和促进孩子自尊心的回应。

全部回答完后，你可以翻到第 99 页阅读我们给出的"参考回应"，并与自己的回应进行对比。在写完自己的答案之前，请不要提前查看参考答案。

孩子：（孩子用积木堆了一座高塔。）看！厉不厉害。

治疗师：_____

孩子：是的。但你觉得这座塔怎么样呢？

治疗师：_____

孩子：我很自豪建了这样一座高塔。（走向黑板，在黑板上写了几道乘法题。）我知道，我会做乘法。

治疗师：_____

孩子：（孩子在计算"20×20"，并写下了答案"400"。）看！（声音听起来很自豪。）

治疗师：_____

孩子：（写下了另一道乘法题和答案。）为了学会乘法，我每天都得在家里做好几页的算术题。

治疗师：_____

孩子：是的，我好像花了很多时间去学习。偶尔遇到困难的时候，我很想放弃，想出去玩。

治疗师：_____

孩子：爸爸说不能中途而废。我同意爸爸的看法。

治疗师：_____

孩子：（走向画架并开始画画。）我不是很擅长画画。

治疗师：_____

孩子：我真希望可以画好一点。

治疗师：_____

孩子：（画了一幅房子的画，并看着治疗师。）嗯，你觉得这幅画怎么样？

治疗师：_____

举例：鼓励孩子、促进孩子自尊水平的治疗性回应

孩子：（孩子用积木堆了一座高塔。）看！厉不厉害。

治疗师：你真的很喜欢你的作品呢。

孩子：是的。但你觉得这座塔怎么样呢？

治疗师：你花了很多时间来制作它，你为自己的作品感到自豪。

孩子：我很自豪建了这样一座高塔。（走向黑板，在黑板上写了几道乘法题。）我知道，我会做乘法。

治疗师：你知道怎么把数字相乘。

孩子：（孩子在计算"20 × 20"，并写下了答案"400"。）看！（声音听起来很自豪。）

治疗师：你很激动，也很自豪自己会做乘法题。

孩子：（写下了另一道乘法题和答案。）为了学会乘法，我每天都得在家里做好几页的算术题。

治疗师：你花了很多精力去学习如何进行乘法运算。

孩子：是的，我好像花了很多时间去学习。偶尔遇到困难的时候，我很想放弃，想出去玩。

治疗师：虽然很困难，但你还是没有放弃，一直尝试。

孩子：爸爸说不能中途而废。我同意爸爸的看法。

治疗师：你相信如果你努力学习，你可以做许多不同的事情。

孩子：（走向画架并开始画画。）我不是很擅长画画。

治疗师：你不是很确定要画些什么，但你还是想画点东西。

孩子：我真希望可以画好一点。

治疗师：画画是你想要做得更好的事情之一。

孩子：（画了一幅房子的画，并看着治疗师。）嗯，你觉得这幅画怎么样？

治疗师：你使用了很多不同的颜色。你画了门、门把手、窗户和窗帘。你还在房子外面画了树木和鲜花。

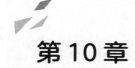

第 10 章

设置限制

设置限制的目的

- 保护孩子。
- 保护治疗师。
- 保护玩具和游戏室。
- 将治疗与现实锚定在一起。
- 结构化治疗过程。
- 限制不可接受的社交行为。
- 帮助孩子学习自我控制。

为何设置限制

- 限制为儿童提供了安全可靠的环境。
- 限制能够教会孩子自我控制和自我承担责任。

何时设置限制

- 儿童可能会伤害自己或治疗师时。
- 需要保护游戏室或玩具时。

如何设置限制

- 设置限制需要"一以贯之"。一致的限制会营造出一致的结构化的环境。
- 声音要冷静、有耐心和坚定。
- 过于急促地设置限制会让孩子感受到焦虑和不被信任。

讨论问题：讨论一下下页设置限制的陈述中隐含的不同信息。

理解设置限制时传达的信息

简要描述下列限制给儿童传达了什么信息。

"在墙上画画"可能不是一个好主意。

信息：_____

我们不能在墙上画画。

信息：_____

你不能在墙上画画。

信息：_____

我不准你在墙上画画。

信息：_____

规则是"你不能在墙上画画"。

信息：_____

墙不是用来画画的地方。

信息：_____

设置限制的三个步骤

（Landreth，2002）

A 承认感受（Acknowledge the Feeling，简称 A）

- 使用孩子的名字有助于引起孩子的注意。
- 通过承认孩子的感受，游戏治疗师能够传达对孩子的感受的理解和接受。
- 时常传达对孩子的感受的理解可以缓和孩子的感受的强度。
- 所有的感受、欲望和愿望都是可以被接纳的，但不是所有的行为都是可以被接受的。

C 传达限制（Communicate the Limit，简称 C）

- 设置限制要具体、清晰而准确。
- 避免与孩子争辩，或长篇大论。
- 在不明确的限制下，孩子难以负责任地行事。

"墙不是用来画画的地方"与"你不能在墙上画很多东西"。

T 目标替换方案（Target an Alternative，简称 T）

- 提供目标替代方案，帮助孩子表达原本的行为。

- 墙不是用来画画的地方，你可以在纸上画。(治疗师指向纸。)
- 此时，孩子面临着选择（选择原本的行为或目标替代方案），并得到了锻炼"自我控制"的机会。

▶▶ ////////////////////////////

示例

孩子正在画画，并开始往椅子上涂画。

A　我知道你想在椅子上画画。

C　椅子不是用来画画的地方。

T　你可以画在纸上（指向纸张）。

设置限制练习

1. 孩子开始在玩具屋上画画。

A　我知道你真的想要_____

C　但是玩具屋_____

T　纸才是_____

2. 孩子用飞镖枪瞄准你。

A　_____

C　_____

T　_____

3. 孩子使劲儿把塑料球扔向灯具。

A　_____

C　_____

T　_____

4. 在游戏室待了15分钟后，孩子说她想要离开，想去外面找妈妈。

A　_____

C　_____

T　_____

5. 孩子想要扮演医生，并要求你扮演病人。孩子要求你解开衬衫，检查你的心跳。

A　_____

C　_____

T _____

6. 孩子在开始游戏治疗前已经去了洗手间。在治疗期间，孩子要求离开房间到外面的饮水机处喝水。10 分钟后，孩子要求再喝一杯。（限制：每次治疗只能喝一杯水或只能去一趟洗手间。）

A _____

C _____

T _____

7. 描述你在游戏治疗中遇到的需要设置限制的情况。

情景：_____

_____

_____

A _____

C _____

T _____

　　讨论问题：当游戏治疗师设置限制时，孩子会学到什么？然后孩子会感受到什么？

　　视频回顾与反思：回顾某游戏治疗的视频。聆听并观察其中的限制。是否使用了 ACT 设限模型？如果遗漏了某一步，会对孩子的反应造成什么影响？

　　视频回顾与反思：回顾你和孩子的某次游戏治疗的录像。查看视频，并留意里面的设置限制回应。找到你本可以使用 ACT 设限模型来设置限制的几个地方。使用如下格式，记录你的回应。

孩子：孩子说了或做了什么。

治疗师：你的回应，如没有回应请记录"无回应"。

更正后的回应：你希望你当时如何回应。

更正的原因：解释为什么更正后的回应会更加有效，以及"它会如何影响到孩子"。

对于这项技能，你有什么优势？你有什么想改进或改变的地方？在使用此技能的过程中，你遇到了什么问题吗？

举例：
使用 ACT 设限模型进行设置限制的有效与无效

基础信息

母亲苏把 5 岁的詹娜带来接受游戏治疗。母亲报告称自己很难让女儿听话，詹娜经常会"发脾气"；长时间地尖叫和哭泣；在房间里乱扔玩具；还试图打妈妈。

摘自与詹娜的第二次游戏治疗

初始回应

孩子：我不喜欢这些恐龙。（声音听起来很生气。詹娜捡起了一只恐龙，把它扔到了房间另一角。接下来，詹娜拿起了一只塑料蝙蝠，开始击打那只恐龙。大概击打了 10 次后，詹娜再次捡起恐龙，并扔向了玻璃窗。）

治疗师：詹娜，我不准你将恐龙扔向窗户。窗户很易碎，而且很贵呢。

评注：治疗师表示，她**不准**詹娜把恐龙扔向窗户。这句话表明，治疗师是**负责**决定詹娜能做什么和不能做什么的人。但事实上，治疗师希望詹娜能对自己的行为负责。

这句设置限制也没有承认詹娜的愤怒情绪。承认其感受有助于詹娜知道自己是被理解的，并且能够帮助詹娜与治疗师建立信任关系。治疗师还需要向詹娜传达"你的感受很重要"这一信息。通过口头承认詹娜的愤怒情绪，治疗师将帮助詹娜更好地意识到自己的感受，从而帮助詹娜学会识别并向他人口头传达自己的感受。

在这一条限制中，治疗师没有针对詹娜的愤怒表达提供替代方案。如果治疗师能够提供另外一种表达愤怒的方式，我们可以在满足孩子的需求的同时，维持游戏室的安全。

附加信息

在父母咨询中，詹娜的母亲苏表示，女儿经常不听话，苏不得不不停地提出要求。对此，苏已疲惫不堪。苏解释说，她曾试图忽视詹娜的行为。家里有一项在晚餐前不许吃饼干的规定。但詹娜还是会反复在晚餐前要求吃饼干。苏最初直接和女儿说"不"，之后开始无视她的要求。但在詹娜重复请求之后，苏说："我只好放弃并给了詹娜一块饼干。"从中，詹娜意识到，只要自己反复提出请求，就可以吃一块饼干。

根据苏的描述，治疗师意识到詹娜可能不会顺从游戏室的限制，并有可能会挑战限制。而治疗师的目标是要建立一个安全的环境去保护詹娜、治疗师、游戏室和游戏室的材料。此外，治疗师也需要承认詹娜的感受，并提供一种帮助她表达自我的替代方式。治疗师需要在詹娜没有感觉到被拒绝的情况下，帮助她学会自我控制。

更正后的回应

孩子：我不喜欢这些恐龙。（声音听起来很生气。詹娜捡起了一只恐龙，把它扔到了房间另一角。接下来，詹娜拿起了一只塑料蝙蝠，开始击打那只恐龙。大概击打了10次后，詹娜再次捡起恐龙，并扔向了玻璃窗。）

治疗师：（当詹娜开始扔恐龙的时候，治疗师随即使用ACT设限模型设置限制。）詹娜，看起来你对这只恐龙很生气呢。但玩具不是用来扔的。你可以用培乐多橡皮泥做一只恐龙，然后用手粉碎它。

在这个例子中，治疗师使用ACT设限模型确认了詹娜的感受，同时传达了限制，并提出了目标替代方案。

承认感受："看起来你对这只恐龙很生气呢。"

传达限制："但玩具不是用来扔的。"

提供目标替代方案："你可以用培乐多橡皮泥做一只恐龙，然后用手粉碎它。"

评注: 首先,该治疗师立即承认了詹娜的愤怒情绪。这有助于詹娜意识到自己的情绪,并学会用语言表达她的愤怒情绪。通过清楚地传达限制:"玩具不是用来扔的",该治疗师帮助詹娜学习了游戏室的规则,并为她提供了学会承担自己的行为责任的机会。最后,治疗师为詹娜提供了一种表达愤怒的替代方法。而这种方案不会对孩子自己、他人、游戏室或玩具造成伤害。

案例研究与实践

根据下述情景,写下治疗师可以使用的设置限制回应。

全部回答完毕后,你可以翻到第 113 页阅读我们给出的"参考回应",并与自己的回应进行对比。在写完自己的答案之前,请不要提前查看参考答案。

孩子:(孩子看起来很兴奋。她走向画架,把画笔蘸上了黄色颜料,并开始在地板上画画。)

治疗师:_____

孩子:(凯莉站了起来,看了看治疗师,随后蘸上红色颜料,蹲下,并开始在地板上画画。)

治疗师:_____

孩子:(凯莉的表情看起来非常愤怒。她把画笔扔向画板,并走向沙盘。)

治疗师:_____

孩子:我很生气,我不喜欢你,我要走了,我想马上见到我妈妈。

治疗师:_____

孩子：你不是我妈妈，你没有权力告诉我该怎么做。（走向画架，拿起红色颜料，开始倒在沙箱里。）

治疗师：＿＿＿＿＿＿＿＿＿＿＿＿＿＿＿＿＿＿＿＿＿＿＿

孩子：（凯莉舀了一勺红色沙子倒进桶里，随后又加了一勺红色颜料，开始搅拌。）我现在就想往你头上扔这个。你这里的规矩太多了。

治疗师：＿＿＿＿＿＿＿＿＿＿＿＿＿＿＿＿＿＿＿＿＿＿＿

孩子：真的吗？行！这倒挺有趣的。（清空桶，走到水槽边，对着治疗师笑了笑。）我要洗手了。（凯莉打开水龙头，开心地笑，开始将水溅到地板和水槽附近的墙壁上。）

治疗师：＿＿＿＿＿＿＿＿＿＿＿＿＿＿＿＿＿＿＿＿＿＿＿

孩子：你真没趣。我在这里到底可以做什么？（走向架子，拿起塑料飞镖枪，上膛，然后瞄准治疗师。）安静！

治疗师：＿＿＿＿＿＿＿＿＿＿＿＿＿＿＿＿＿＿＿＿＿＿＿

孩子：（继续指着治疗师，并开枪。）没人能告诉我该做什么。我妈妈也不行！

治疗师：＿＿＿＿＿＿＿＿＿＿＿＿＿＿＿＿＿＿＿＿＿＿＿

孩子：我不喜欢遵守规则。（凯莉再次上膛，并射向治疗师。）

治疗师：＿＿＿＿＿＿＿＿＿＿＿＿＿＿＿＿＿＿＿＿＿＿＿

举例：设置限制的治疗师回应

孩子：（孩子看起来很兴奋。她走向画架，把画笔蘸上了黄色颜料，并开始在地板上画画。）

治疗师：凯莉，你似乎很高兴能够在地板上画画呢。但地板不是画画的地方。你可以画在纸上。

孩子：（凯莉站了起来，看了看治疗师，随后蘸上红色颜料，蹲下，并开始在地板上画画。）

治疗师：凯莉，我知道你真的想要在地板上画画，但地板并不适合绘画。画架上的纸才是用来画画的。

孩子：（凯莉的表情看起来非常愤怒。她把画笔扔向画板，并走向沙盘。）

治疗师：你很生气，因为我和你说不能在地板上画画。

孩子：我很生气，我不喜欢你，我要走了，我想马上见到我妈妈。

治疗师：你很生气，你希望能够马上离开。但是我们今天的时间还没结束呢。我们要在游戏室待 40 分钟，然后你就可以去看你妈妈了。

孩子：你不是我妈妈，你没有权力告诉我该怎么做。（走向画架，拿起红色颜料，开始倒在沙箱里。）

治疗师：你真的很生气呢。但不能把颜料倒在沙箱里。你可以把颜料和沙子倒在沙桶中搅拌。

孩子：（凯莉舀了一勺红色沙子倒进桶里，随后又加了一勺红色颜料，开始搅拌。）我现在就想往你头上扔这个。你这里的规矩太多了。

治疗师：你在生我的气。你不喜欢这里的规则，但我不是倒沙子的地方呢。你可以将红色的沙子倒进垃圾桶，假装你把它倒在我的头上。

孩子：真的吗？行！这倒挺有趣的。（清空桶，走到水槽边，对着治疗师笑了笑。）我要洗手了。（凯莉打开水龙头，开心地笑，开始将水溅到地板和水槽附近的墙壁上。）

治疗师：凯莉，你喜欢把水溅得到处都是，但是水只能够溅到水槽里呢。你可以假装你在往房间里泼水。

孩子：你真没趣。我在这里到底可以做什么？（走向架子，拿起塑料飞镖枪，上膛，然后瞄准治疗师。）安静！

治疗师：你不能射我呢。你可以射不倒翁，假装它是我。你已经厌倦了听到各种你不能做的事情。

孩子：（继续指着治疗师，并开枪。）没人能告诉我该做什么。我妈妈也不行！

治疗师：（治疗师伸出手，挡住塑料飞镖。）你不喜欢别人告诉你该做什么，但我不是射击的靶子。你可以射不倒翁，假装它是我。

孩子：我不喜欢遵守规则。（凯莉再次上膛，并射向治疗师。）

治疗师：凯莉，如果你选择往不倒翁或墙壁上射击，你就可以继续玩飞镖枪。但如果你选择向我射击，你在今天剩余的时间都不能玩飞镖枪了。

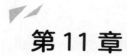

第 11 章

治疗性回应、
游戏行为、促进治疗与终止治疗

如何优化治疗性回应

简短地回应

与冗长的回应相比，简短的回应更容易被理解。

互动性回应

交互式的、对话般的回应听起来更自然，更真实。

频率适中

如果回应太频繁，孩子可能会感到不知所措。但如果完全没有回应，孩子可能会觉得自己被监视。频率适当的回应听起来更自然，更像普通的对话。

即时和自发的回应

即时的回应可以强化孩子对自己当前感受、行为或经历的认识。延迟的回应可能会鼓励孩子继续一些孩子已经准备要停止的行为。

附加指南

1. **在回应孩子时，用"你"这个词开头，不要用孩子的名字开头。**
   a. 使用"你"这个词可以使得信息更加个体化。
   回应：你喜欢画那幅画。
   b. 用孩子的名字开头，没有把孩子当作一个个体对待，孩子可能会有不被重视的感觉。
   回应：罗伯特喜欢画那幅画。

2. **在游戏治疗期间，孩子应处于引领的地位。治疗师不要提问、回答问题或教导孩子。**
   a. 成人通常都在扮演"专家"的角色。孩子往往会向成人寻求指导、允许和答案。但在游戏治疗中，治疗师不是教师，也不是"纠正"儿童回应的人。在游戏治疗期间，哪怕孩子指"鹿"为"马"，治疗师也不应纠正。
   b. 孩子可以把"5+1"算成"7"。孩子也可以按照自己的方式任意拼写某个词。这是一个接受和宽容的环境。孩子可以在游戏治疗之外学习拼写和其他知识。

3. **回应孩子时，用"你"而不是"我们"开头。**
   "有时，我们在画一些东西时，可能会感到沮丧。因为画出来的东西和我们当初想画的东西不太一样。"

这会把关注点转移到孩子之外。

相反，治疗师可以说："你很不高兴，因为你的画作和你想画的东西不太一样。"

4. 承认孩子的感受。

如果孩子的感受没有被承认，孩子可能会觉得"这种感觉是不可接受的"。确认孩子的感受有助于孩子识别和交流自己的感受。

了解儿童的游戏行为

主题

什么是主题？

主题指的是孩子在游戏中的内心情感的动态表达。孩子可能会通过重复特定的游戏行为来表达其情感体验。有时孩子的游戏内容可能稍有不同，但含义大致相当。或者，孩子可能会反复用语言描述同一个故事或事件。以下是儿童游戏中常见的主题。但除此之外，孩子在治疗中还有可能会浮现出很多其他的主题。

探索

当孩子第一次进入新环境时，他会花时间熟悉周围环境。孩子可能会先玩游戏室中的某件玩具或物体，然后转身玩其他的玩具。

建立关系

孩子与游戏治疗师建立关系的方式可以表明其与其他成人的关系。在游戏中，孩子可能会通过寻求治疗师批准、要求治疗师给出指令、与治疗师协作或竞争等方式来建立关系。孩子还可能会尝试去"突破"限制，以学习这个特定环境的规则以及该如何与治疗师相处。

掌握 / 胜任

孩子每天都在努力掌握新的能力。在游戏治疗室里，孩子可能会使用各种各样的玩具（如积木、艺术创作、套圈圈玩具、保龄球等运动器材）来提升技能和培养掌握感。遇到学业困难的孩子可能会在黑板上拼写单词或写下数学方程式，表达其在学习环境中的挣扎或挫败感。孩子可能会通过展示他知道如何拼写的单词或知道答案的方程式来展示其能力。

权力和控制

在某些环境或情况中，儿童可能会体验到一种"无力感"。但在游戏室里，孩子可以通过"抓住坏人""把坏人关在监狱"等方式来执行自己的"权力"。孩子可能会假装自己是教师、校长或父母，并责备其他孩子的不良行为。孩子可能会使用那些"让孩子感到无力的成人"对其说过的单词和短语。

安全和安全感

孩子往往希望从成人或从环境中获得安全感。例如，一个曾多次观看龙卷风新闻报道的孩子，可能会在游戏中扮演"预防龙卷风""躲在安全的地方"等情景。有些孩子可能会"操纵"成人以获得他想要的东西，从而在不安全的环境中或从大人身上获得力量感。这样的孩子可能会为治疗师带来"设置限制"的机会。治疗师可以通过设置限制，营造一个孩子在治疗室外渴望拥有的安全可靠的环境。

抚育

孩子可以通过扮演"在厨房准备饭菜""拥抱和照顾婴儿玩偶"或者"使用医药箱来照顾生病或受伤的人"来满足其被抚育的需要。

攻击 / 复仇

孩子有时会向毛绒动物玩具、不倒翁或治疗师表达其攻击性。某些初级游戏治疗师可能会因孩子的强烈的攻击性而感到非常惊讶。但治疗师必须记住：承认孩子的感受是非常重要的。值得注意的是，只有当孩子的行为可能会对自己、治疗师、游戏室或玩具造成伤害时，治疗师才应设置限制。

死亡 / 丧失 / 悲伤

在搬家、转校、父母离婚、与家人分离、家人朋友或宠物去世时，孩子可能会感到沮丧和悲伤。孩子可以通过艺术创作、在沙盘里掩埋玩偶或物品、玩偶游戏等方式来表达其失落和悲伤。

性

曾遭受过性虐待或接触过色情媒介的儿童可能会在艺术创作、对话和玩偶游戏的过程中对"性问题"或"性受害"表现出过度的兴趣。

治疗性变化与治愈

通过提供核心的条件，治疗师可以使用本书中的不同的治疗性回应去赋能儿童。

1. 提供一个充满关怀、共情和安全的环境，让孩子体验到被接受、积极关怀和尊重。游戏治疗师可以告诉孩子"我在这里""我在倾听你""我理解你""我在乎你""我相信你"等。
   - 某些游戏治疗师低估了治疗关系的力量。
   - 在孩子的生活中，有多少成人能够完全地倾听孩子、持续表现出对孩子的兴趣和理解，而且不会判断或指导孩子、不会帮助孩子完成他自己能够完成的任务的呢？

2. "促进决策力与责任感"的治疗性回应能够帮助孩子学会主动，学会做决定，学会尝试解决问题而不是立即寻求帮助。当成人表达了对"孩子自己做决定"的信任时，孩子将学会信任自己，并对自己的行为负责。

3. "促进自尊"的回应能够鼓励孩子识别自己的优势，并将"我有能力"的信息内化到自我概念中。通过内化这一信息，孩子将学会重视自己，并找到自己具体的优势和能力。此外，孩子会发展出内源性评估。这样的孩子行事时不会过于依赖他人的赞扬和批准。相反，他们会寻求自我的认可、接受自己并为自己感到自豪。

4. 反映和承认儿童感受的治疗性回应传达了对儿童及其感受的接受。当孩子被教导某种感受是不适合的时候，孩子可能会失去获得这些情感的机会。他可能会屏蔽特定的情感表达，因为他觉得这些情感会让他变弱或不被接受。通过反映感受，游戏治疗师能够帮助孩子了解自己的感受，并学会识别和表达自己的感受。在这个过程中，孩子将学会以对自己或他人无害的方式来表达感受。

5. ACT 设限模型有助于儿童内化自己的行为准则。ACT 设限模型不是在告诉孩子具体该做些什么，而是在提供信息和选择，让孩子有机会自己做出选择。例如，孩子会从中获得信息（墙壁不是用来涂写的地方），并获得了另一种能够满足自己需求的方式（可以在纸上涂写）。

　　ACT 设限模型消除了成人和儿童之间可能存在的"权力斗争"。当孩子将成人的陈述当作一种挑战时，那些认为孩子应该听自己话并遵循自己指示的成人经常会感到非常沮丧。

　　如果你在设置限制时只会做出"不要在墙上写字"这样的陈述，孩子可能会很好奇"在墙上写字"会有什么后果。在这种管教方式下，孩子还可能认为"只有有人在场实施规则时，她才必须这样做"。

　　而 ACT 设限模型给予孩子选择，它鼓励孩子做出选择，并培养为自己设置限制的能力。此外，如果孩子身边的成人非常宽容，不爱设定条条框框，则治疗师的设置限制有助于孩子感觉到自己处于安全、一致和可靠的环境中。

终止治疗

评估儿童的治疗进展

- 成长和变化可能是一个缓慢的过程。
- 观察孩子游戏室行为的变化。
- 观察第一次发生变化的时间。

▶▶▶ ////////////////////////

示例

帕蒂在前 5 次治疗中画了很多龙卷风的画。而在第 6 次治疗期间，她终于没有画龙卷风了，而是画了一幅她和朋友们在操场上跑步的画。

//

孩子什么时候准备好结束游戏治疗

观察孩子行为的自发变化，以帮助评估孩子是否准备好终止治疗关系。表明孩子准备好终止治疗关系的自发变化（Landreth，2002）：

1. 孩子依赖性较低，能够专注于自我。

2. 孩子公开表达需求，不再那么困惑了。

3. 孩子为自己的感受和行为负责。

4. 孩子适当地限制自己的行为。

5. 孩子更内在自我导向，能够坚定地开始一项活动。

6. 孩子对发生的事情持有灵活而宽容的态度。

7. 孩子学会合作，而不是遵从。

8. 孩子的情感从消极悲伤转变为快乐愉悦。

9. 孩子能够在游戏中完整地表达故事（开头、中间、结尾）；游戏有方向。

10. 孩子更接受自我。

结束治疗关系

孩子需要 2~3 次的游戏治疗来探索对于"治疗和治疗关系终止"的感受和担忧。

在决定何时结束治疗时，应让孩子参与进来。

一旦决定了治疗终止的时间，则治疗师需要在接下来每次治疗结束前提醒孩子：

- 乔希，我们还有两次一起在游戏室里玩游戏的机会；
- 乔希，我们还有一次一起在游戏室里玩游戏的机会；
- 乔希，这是我们（目前）最后一次在游戏室一起游戏了。

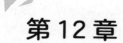

第12章

指导父母帮助孩子学习自控与自律

当孩子在参加游戏治疗时，治疗师也需要定期与父母（单方或双方）进行咨询。许多家长都会要求咨询师提供一些可以帮助孩子变得自控和自律的信息。以下内容可用于帮助父母学习"与孩子一起工作"的新技能。

二选一：给予孩子选择权

给予选择的原理

为儿童提供适合其年龄的选择能够使儿童有机会做出决定并对其决定负责。

当孩子受到惩罚（如打屁股）时

如果孩子在"被打屁股"或"与父母交谈"之间的选择时间太短，孩子的"自省"无法发展。

当孩子需要做出选择时

当成人给予孩子选择时，孩子会去思考做什么决定。给予孩子一整天的做决定的时间，充分的时间能够帮助孩子更好地自省。

如果孩子一生都被告知要做什么，他什么时候才能学会做出选择以及为自我负责呢？

儿童要学会接受自己选择的后果。

如果成人介入替孩子解决冲突（或惩罚孩子），孩子在这个过程中会学到什么呢？

1. 当事情失控的时候，爸爸或妈妈会阻止我。
2. 而事实上：我们希望孩子能够学习如何自己做选择。我们希望孩子学会为自我负责，学会自我控制，并学会控制冲动。

▶▶▶ ////////////////////////

二选一示例

家长的目标：让他们 8 岁的女儿在晚上 8 点之前完成家庭作业。

家长的回应："你可以选择在放学回家前或在晚饭后做完你的作业。"

给予选择的原则

1. 判断事情的优先次序，每次只让孩子做一个选择。如果同时让孩子做好几个选择，孩子可能会感到不堪重负。
2. 对于年纪小的孩子，可以做一些更小的选择；对于年龄较大的孩子，则可以做"大一点"的选择。

▶▶▶ ///////////////////////////

奥利奥饼干示例

选自加利·兰德雷斯的视频《选择、饼干与儿童：管教儿童的创意性方法》（ *Choices,Cookies & Kids: A Creative Approach to Discipline* ）。

一个 3 岁的孩子抓住一大把饼干，并打算一次性吃完它们。

选择：你可以选择吃一块饼干然后把剩下的饼干放回罐子里，或者你可以选择将饼干全部放回罐子里。你选哪个？

如果孩子拒绝：我知道你想要两块饼干，但我们没有这个选项。你可以选择吃一块饼干然后把剩下的饼干放回罐子里，或者你可以选择将饼干全部放回罐子里。你选哪个呢？

如果孩子再次拒绝：如果你不选择，就代表你选择了让我做决定。你是选择吃一块饼干然后把剩下的饼干放回罐子里，还是选择将饼干全部放回罐子里呢？（耐心等待。）似乎你选择了让我决定，那我选择让你把所有的饼干放回罐子里。

///

练习：二选一

1. 艾玛抓起了一把糖果。艾玛的父母希望她不要吃超过 2 块糖果。
艾玛，你可以选择_____
或者你可以选择_____

2. 放学回家后，莎拉坐在电视机前，拿起了一大袋薯条。还有 2 小时就吃晚饭了，莎拉的父母希望孩子不要光吃零食就吃饱了。

莎拉，你可以选择_____

或者你可以选择_____

给予选择时

在给予选择时，父母／监护人不要透露出任何感情色彩。这一点很重要。如果父母的声音中带有愤怒或沮丧，其言语可能会表明"父母与孩子处于一种权力斗争之中"。

有些孩子知道如何慢慢地"耗"着父母，他们知道如何操纵父母并达到自己的目的。比如，他们会在没有得到满足的情况下尖叫或哭泣。这时候，如果父母退让了，则是在教孩子"只要我尖叫或者哭泣就可以达到目的"。

选择与后果

选自加利·兰德雷斯的视频《选择、饼干与儿童：管教儿童的创意性方法》(*Choices, Cookies & Kids*: *A Creative Approach to Discipline*)

当孩子不愿放下玩具时

问题：孩子一玩就停不下来，警告多次也不愿意放下玩具。这让父母非常沮丧。与其倾听孩子对事件的看法并尝试协调和解决冲突，不如引起他们的注意：我们即将制定一项新的重要规定。

陈述 2 个选项

1. 如果你选择收拾家庭活动室的玩具，（你就选择了）今晚可以看你喜爱的电视节目。
2. 如果你选择不收拾家庭活动室的玩具，（你就选择了）今晚不看你喜爱的电视节目。

第一次为在车里打闹的孩子提供选择

1. 我们即将制定一项新的重要规定。
2. 如果你选择不在车的后座上打闹，你就选择了今天可以看电视。
3. 如果你选择继续打闹，你就选择了今天不看电视。

练习1

玛吉每周要负责倒两次垃圾。但玛吉经常忘记倒垃圾。

_____，如果你选择倒垃圾，你就选择了_____。

如果你选择不倒垃圾，你就选择了_____。

请记住要同时使用肯定和否定的陈述。

只有否定的陈述：

玛吉，如果你选择不倒垃圾，你就选择了今晚不能玩手机。

包含肯定和否定的陈述：

玛吉，如果你选择倒垃圾，你就选择了今晚可以玩手机。

如果你选择不倒垃圾，你就选择了今晚不能玩手机。

讨论问题

为什么要同时使用肯定和否定的陈述?

_____

_____

它与仅使用否定的陈述有何不同?

_____

_____

练习 2

麦迪逊玩完后，将玩具留在客厅的地板上。

_____，如果你选择_____，你
就选择了_____如果你选择不_____，你就
选择了（否定）_____

家里有一项规定：孩子要在晚上 8 点之前完成作业。10 岁的米奇出去
玩了，直到晚上七点半才愿意回家做作业。8 点时，他最喜欢的电视节目要
播放了，但他还有两页习题没做完。

_____，如果你_____
_____
如果你_____
_____

吉娜负责每晚在晚餐前遛狗。但她经常忘记这样做。吉娜最喜欢的晚间
活动之一是玩电子游戏。

_____，如果你_____
_____
如果你_____
_____

多米尼克负责在暑假期间修剪家里的草坪。父母要求孩子在每星期一或
星期二做这件事情。但孩子往往会在多次督促后拖到周四或周五才开始修剪
草坪。孩子每天下午都喜欢在小区的游泳池里游泳。

_____，如果你_____
_____

如果你_____

做出决定的那一刻，你便要承担后果了

孩子需要知道，在他做出决定的那一刻，便要承担相应的后果。

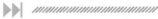

示例

罗马诺把鞋子放在客厅里。

1. 罗马诺，如果你选择将鞋子放入卧室的柜子里，你就选择了观看《芝麻街》这个节目。
2. 如果你选择将鞋子留在客厅，你就选择了不观看《芝麻街》这个节目。
3. 罗马诺看到他的母亲来了，才赶紧拿起鞋子放进卧室的柜子里。
4. 罗马诺，我知道你是怎么想的。但是在你选择将鞋子放在客厅地板的那一刻起，你就选择不看《芝麻街》了。

> **讨论问题**：如果罗马诺临时将鞋子放回卧室柜子就能看《芝麻街》，孩子会学到什么？

练习 3

罗马诺的衣服和鞋子还是放在客厅里。他的母亲希望罗马诺开始学会在

自己的卧室里穿衣、换鞋。

　　为罗马诺提供选项。

＿＿＿＿＿＿＿＿＿＿，＿＿＿＿＿＿＿＿＿＿＿＿＿＿＿＿＿＿＿

＿＿＿＿＿＿＿＿＿＿＿＿＿＿＿＿＿＿＿＿＿＿＿＿＿＿＿＿＿＿＿＿

＿＿＿＿＿＿＿＿＿＿＿＿＿＿＿＿＿＿＿＿＿＿＿＿＿＿＿＿＿＿＿＿

＿＿＿＿＿＿＿＿＿＿＿＿＿＿＿＿＿＿＿＿＿＿＿＿＿＿＿＿＿＿＿＿

　　罗马诺急匆匆地收拾客厅里留下的东西，准备快速放回自己的卧室。

＿＿＿＿＿＿＿＿＿＿，我知道你是怎么想的。但是＿＿＿＿＿＿＿＿

＿＿＿＿＿＿＿＿＿＿＿＿＿＿＿＿＿＿＿＿＿＿＿＿＿＿＿＿＿＿＿＿

＿＿＿＿＿＿＿＿＿＿＿＿＿＿＿＿＿＿＿＿＿＿＿＿＿＿＿＿＿＿＿＿

＿＿＿＿＿＿＿＿＿＿＿＿＿＿＿＿＿＿＿＿＿＿＿＿＿＿＿＿＿＿＿＿

写下你自己的例子

　　根据你小时候在家里发生的事情，写下一个你的例子。选择一件你的父母希望你能够独立完成并对此负责的事情。

　　情景：

＿＿＿＿＿＿＿＿＿＿＿＿＿＿＿＿＿＿＿＿＿＿＿＿＿＿＿＿＿＿＿＿

＿＿＿＿＿＿＿＿＿＿＿＿＿＿＿＿＿＿＿＿＿＿＿＿＿＿＿＿＿＿＿＿

　　选项——肯定：

＿＿＿＿＿＿＿＿＿＿＿＿＿＿＿＿＿＿＿＿＿＿＿＿＿＿＿＿＿＿＿＿

＿＿＿＿＿＿＿＿＿＿＿＿＿＿＿＿＿＿＿＿＿＿＿＿＿＿＿＿＿＿＿＿

　　选项——否定：

＿＿＿＿＿＿＿＿＿＿＿＿＿＿＿＿＿＿＿＿＿＿＿＿＿＿＿＿＿＿＿＿

＿＿＿＿＿＿＿＿＿＿＿＿＿＿＿＿＿＿＿＿＿＿＿＿＿＿＿＿＿＿＿＿

游戏治疗中需要特别注意的问题

在接下来的章节中，我们将学习"游戏治疗中需要特别注意的问题"，包括儿童参加游戏治疗的 6 个不同的原因。案例记录旁均附有针对特定治疗性回应的评注。

"初始互动"部分指出了游戏治疗师在互动中需要改进的地方。右栏中的评注描述了治疗过程以及关于游戏治疗师治疗的回应质量的问题。

"更正后的互动"部分则展示了有效的治疗性回应。一旁的评注将讨论儿童与治疗师之间的互动以及为何更正后的治疗性回应更加有效。

第 13 章

案例研究：学校行为问题

4 岁的迈克被母亲雷切尔带来接受游戏治疗。母亲报告说，幼儿园老师曾多次打电话投诉迈克的破坏行为。雷切尔最近与迈克的老师见了面，老师说迈克会对着其他孩子扔玩具，并给他们起外号。上周，迈克和老师发生了冲突，把椅子扔到几米远，还把桌子掀了过来。

雷切尔向治疗师解释说，迈克在家里其实没什么问题。虽然有时会不满关于零食和就寝时间的规定，但他的表现总体良好。母亲还说，迈克在换衣服上学的时候总会拖拖拉拉。

摘自第一次游戏治疗

学习目标：游戏治疗师学会放松，并遵循孩子的引导。

在第一段摘录中，治疗师错过了接受孩子邀请、跟随孩子引导参与游戏的机会。而在更正后的互动中，治疗师遵循了孩子的引导，从而更好地了解孩子的经历。此外，更正后的版本更好地体现了儿童与治疗师之间密不可分的关系。

初始互动

摘录 1：在下面的摘录中，治疗师没有遵循孩子的要求和引导参与游戏。

治疗师：你好，迈克。我的名字是哈林顿。你妈妈告诉过你今天要来这里吗？

治疗师向迈克介绍自己。

迈克：是的，她说我在学校要少惹事。她说你会帮助我学会控制自己。

治疗师：这是我们的游戏室，在这里你可以做很多不同的事情。

治疗师开始介绍游戏室。

迈克：（静静地环顾房间。）

孩子不确定要做些什么。许多孩子不太习惯，也不太清楚该如何引领或自我指导自己的活动。

治疗师：我注意到你在环顾四周。

治疗师在开始的时候可以说："你在环顾房间"而不要加上"我注意到"，因为后者会将重点放在治疗师而不是孩子身上。

迈克：这个房间很酷。这些都是为我准备的吗？（声音听起来很兴奋。）

治疗师：你很高兴能够使用这里所有的东西。

治疗师反映了迈克的兴奋感。这个反应认可了迈克的感受，并帮助他学会识别和传达自己的感受。

迈克：（迈克走向柜架，拿起两把剑，然后把一把剑交给了治疗师。）和我一起玩剑吧。

治疗师：我不想和你用剑来战斗。你可以用剑和不倒翁战斗。

治疗师担心孩子参与攻击性活动后会认为攻击他人是可以被接受的。但当治疗师拒绝和孩子一起游戏时，孩子可能会感到被拒绝并且不太确定治疗师是个怎样的人。
治疗师对攻击性的担忧正在干扰她与迈克建立关系的能力。

迈克：（迈克走到不倒翁旁，用剑击打了不倒翁几次。迈克看起来很无聊，没有表现出愤怒或攻击性。迈克把剑放在地上，然后走到架子旁拿起一根绳子。）来，抓住这一边，我抓住另一边。

迈克通过绳子，再次尝试与治疗师进行身体互动，并与治疗师建立关系。

治疗师：好的。我抓住这一边了。

治疗师口头回应了孩子的要求（反映内容）并抓住绳子的一边。

迈克：用力拉吧。我也会用力的。就像拔河一样。我要把你拉到我这边。（语气很俏皮。）

孩子期待将治疗师拉到"他的那边"。

治疗师：我不喜欢拔河比赛。我们玩一些不会让我们陷入冲突的事情吧。

但治疗师却再次表示：她不愿意和孩子做这种游戏，不愿意和孩子发生冲突。治疗师用了一个孩子并不理解的概念：冲突。

迈克：什么是冲突？

迈克问治疗师什么是"冲突"。

治疗师：两个人相处不融洽就是冲突。

治疗师随之解释了冲突的概念。

迈克：哦。（迈克走到画架前，背对着治疗师开始画画。）

通过非言语行为，我们可以清楚地看到迈克不再积极尝试与治疗师建立关系。

治疗师：你正在努力画画呢。

治疗师承认了迈克的努力。这是一种促进自尊的回应。

迈克：（不回应治疗师的评论。）	迈克试图通过剑和拔河与治疗师建立联系。但由于感受到了治疗师的拒绝，迈克开始自己玩了起来。

更正后的互动

摘录 2：治疗师按照孩子的要求，放松地参与游戏。

治疗师：你好，迈克。我的名字是哈林顿。你妈妈告诉过你今天要来这里吗？	治疗师向迈克介绍自己。
迈克：是的，她说我在学校要少惹事。她说你会帮助我学会控制自己。	
治疗师：这是我们的游戏室，在这里你可以做很多不同的事情。	治疗师开始介绍游戏室。
迈克：（静静地环顾房间。）	孩子不确定要做些什么。许多孩子不太习惯，也不太清楚该如何引领或自我指导自己的活动。
治疗师：你在环顾四周呢。	承认非言语行为。
迈克：这个房间很酷。这些都是为我准备的吗？（声音听起来很兴奋。）	
治疗师：你很高兴能够使用这里所有的东西。	治疗师应观察孩子的语气和肢体语言，从而准确地反映孩子的感受。在这里，该治疗师反映了迈克的兴奋情绪。
迈克：（迈克走向柜架，拿起两把剑，然后把一把剑交给了治疗师。）和我一起玩剑吧。	
治疗师：（治疗师举起剑，迈克用自己的剑击打治疗师的剑。）你很认真，你在密切关注着剑。	这种反应承认了孩子的努力，是一种促进自尊的回应。治疗师没有提到愤怒或攻击情绪，因为孩子的语调、面部表情和肢体语言没有传达任何愤怒或攻击性。

迈克：是的。我不希望你的剑碰到我的身体。我会被剑砍伤的。（迈克把剑放在地上，然后走到架子旁拿起一根绳子。）来，抓住这一边，我抓住另一边。	
治疗师：好的。我抓住这一边了。	治疗师在告知孩子：我正在遵循你的引导。
迈克：用力拉吧。我也会用力的。就像拔河一样。我要把你拉到我这边。（语气很俏皮。）	迈克没有传达出愤怒或攻击的情绪。迈克只是希望治疗师能够"站在他那边"。
治疗师：你希望把我拉到你那边。	这个"反映内容"的回应承认了迈克的想法。
迈克：是的，把你拉到我这边。	迈克问治疗师什么是"冲突"。
治疗师：（治疗师使用耳语技术。）你想让我做些什么？	耳语技术让孩子始终保持引领者的位置。
迈克：不要那么用力。我要把你拉到我这边。（此时，治疗师坐在迈克旁边。）	治疗师自觉地坐在了迈克旁边，使得两者的视线持平。
治疗师：你希望我更靠近你一点。	治疗师承认了迈克"希望让治疗师更接近自己"的意图。
迈克：我很强大，我能够把你拉到我这边。	孩子承认了自己的能力和力量。

摘自第二次游戏治疗

学习目标：游戏治疗师学会反映孩子的感受。

这段摘录体现了在游戏治疗期间识别和反映孩子感受的重要性。在第一段摘录中，治疗师错过了许多回应迈克的感受的机会。在第二部分，治疗师反映了迈克的感受，从而更加深入地理解了迈克的经历。

初始互动
摘录 1：治疗师错失了承认孩子感受的机会。

简述
迈克走进游戏治疗室，几分钟后开始趴在地上爬行。他说自己是一只猫，并开始喵喵叫。

迈克：喵……喵……我是一只猫。我没有家。（迈克爬到治疗师旁边。迈克的语气听起来很伤心。）	
治疗师：你假装自己是一只猫。	治疗师没有抓住机会回应孩子"我没有家"的陈述中体现的悲伤。治疗师需要观察孩子的面部表情、身体姿势和语调，以便对孩子的情感做出反应。
迈克：（孩子爬到治疗师腿边，开始挠墙壁。）我是猫。我没有家人。喵。喵。（假装在舔塑料球。声音听起来依然很伤心。）	
治疗师：你喜欢做一只猫。	治疗师认为孩子享受扮演猫的角色，并给予了回应。但治疗师没有留意"我没有家"这一重点信息，也错过了回应孩子悲伤的机会。
迈克：我不做猫了。我要画画。	于是，孩子从该"隐喻"中脱离，决定玩其他游戏。
治疗师：你现在不做猫了。	治疗师反映了内容，却没有理解孩子的整体信息。

更正后的互动

摘录 2：反映孩子的感受。

迈克：喵……喵……我是一只猫。我没
有家。（迈克爬到治疗师旁边。迈克的语
气听起来很伤心。）

治疗师：听起来你很伤心。

治疗师承认了孩子语气中的悲伤，并反
映了孩子的感觉。

迈克：（孩子爬到治疗师腿边，开始挠墙
壁。）是的。我没有家人。我的家里只有
一个人。

该反映让孩子开始解释感到悲伤的原因。

治疗师：你感到孤独，希望有人陪你。

治疗师观察到了孩子的孤独感，并及时
给予反映。

迈克：我知道，我可以照顾好自己。（迈
克爬到婴儿床上，躺下来，用毯子盖住
自己。）

反映感受有助于孩子表达出新的行为。

治疗师：你现在找不到任何人照顾你，
所以你决定要照顾好自己。你找到了一
张床，躺在床上，盖上了柔软的毯子。

治疗师承认了孩子的内容、非言语行为
和应对技巧。

迈克：是的，我累了，需要休息一下。

孩子感到自己被理解了。

摘自第六次游戏治疗

学习目标：学会识别孩子的感受并做出反映感受的回应。

此摘录同样说明了在游戏治疗期间承认和认可儿童感受的重要性。通过
反映感受，治疗师深化了彼此的对话，从而更深入地了解迈克及其经历。下
述对话表明，如果治疗师连续错过反映迈克感受（或玩偶的感受）的机会，
游戏的方向可能会发生变化。

初始互动
摘录 1：治疗师错过了反映孩子感受的机会。

简述
迈克进入游戏室，环顾四周各式各样的玩具和材料。他走到架子旁，开始关注上面的两只"特种部队"男性玩偶。

迈克：这只玩偶很丑。它的头发是深色的。（用厌恶的表情看着玩偶，随手扔到一边，拿起另一只玩偶。）这只玩偶很聪明、很强壮。它有浅色头发。这只更好。

治疗师：一只很丑，另一只很聪明很强壮。

> 治疗师描述了这两只玩偶的特征，但没有承认迈克对玩偶的喜恶。

迈克：是的，有一只很丑。（迈克拿起深色头发的玩偶，走到沙箱旁边并开始慢慢埋葬它。迈克开始用玩偶的声音说话。）我正在被埋入土里，非常深非常深。（听起来很伤心。）

治疗师：你正在把玩偶埋在沙子里。

> 治疗师没有抓住机会反映"玩偶"的悲伤。治疗方向从这一刻开始改变了。

迈克：是的。我不想看到它。（埋葬完毕。）

治疗师：你想把它藏起来。

> 治疗师承认了迈克所传达的内容，但错过了承认迈克"不喜欢他埋葬的玩偶"的机会。

迈克：（拿起了浅色头发的玩偶，将其"直立"在沙子上，然后开始以该玩偶的方式说话。）我很开心，我很坚强。我是最好的！

治疗师：（直接和玩偶对话。）你真的很喜欢自己。

迈克：我是最好的！我是最好的！

治疗师：嗯。

治疗师使用了促进自尊的回应，并承认玩偶的积极情绪。

更正后的互动

摘录 2：治疗师反映了孩子的感受。

迈克：这只玩偶很丑。它的头发是深色的。（用厌恶的表情看着玩偶，随手扔到一边，拿起另一只玩偶。）这只玩偶很聪明、很强壮。它有浅色头发。这只更好。

治疗师：你更喜欢浅色头发的娃娃，而不是深色的那只。

治疗师反映了孩子的感受和内容。

迈克：是的，有一只很丑。（迈克拿起深色头发的玩偶，走到沙箱旁边并开始慢慢埋葬它。迈克开始用玩偶的声音说话。）我正在被埋入土里，非常深非常深。（听起来很伤心。）

治疗师：听起来你很伤心。（伤心的语气。）

治疗师识别出了迈克声音中的悲伤，并反映了迈克的悲伤情绪。

迈克：我……我快死了。我不知道该怎么办。（埋葬完毕。）

治疗师：你感到无助和悲伤。你快死了。（低声而悲伤。）

对于一些初级治疗师来说，反映感受可能是一个挑战。该治疗师通过悲伤而低沉的语气，对孩子的情绪和内容做出回应。

迈克：（拿起了浅色头发的玩偶，将其"直立"在沙子上，然后开始以该玩偶的方式说话。）我很开心，我很坚强。我可以做很多事情。我讨厌深色头发的玩偶。那只玩偶很糟糕……非常糟糕。

治疗师：你真的很喜欢强壮而快乐的玩偶。你讨厌另一只，你觉得它很糟糕。

治疗师反映了孩子对这两只玩偶的喜恶。

迈克：它很糟糕。它就没有做过什么好事。

此前对孩子感受的反映引发了孩子进一步解释为什么他认为那只玩偶是不好的。

治疗师：它犯了很多错误，所以你很生气。

治疗师既反映了孩子的愤怒情绪，又反映了言语内容。

迈克：嗯，太多错误了。没有人喜欢他。他很糟糕。

此反映感受的回应让孩子能够进一步提到"没有人喜欢它"的原因。

治疗师：他一定很孤独。没有人喜欢他，他也会感到非常难过。

治疗师识别出了玩偶的悲伤和孤独感，并反映了这些感受。

迈克：他如果长得更像浅色头发的玩偶，他就会有更多的朋友。

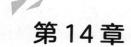

第14章

案例研究：丧失与哀伤

母亲米歇尔把5岁的凯蕾带来接受游戏治疗。米歇尔称，妹妹艾丽莎（4个月）6周前死于婴儿猝死综合征。此后，凯蕾每晚都无法入睡。母亲还解释说，凯蕾的胃口急剧下降，每天都会和学校的医生和护士说自己肚子痛。凯蕾的老师报告说，在过去的6周里，凯蕾非常易怒，且不愿意遵循一些普通的指示。例如，当老师要求同学们围成一圈讲故事的时候，凯蕾拒绝离开自己的桌子。老师报告说，凯蕾会爬到桌子下面，蜷缩成一个球；一天无视老师好几次。

米歇尔表示，她和丈夫已经注意到了凯蕾行为的变化。他们原本以为随着时间的推移，凯蕾会恢复正常。

摘自第一次游戏治疗

学习目标：识别鼓励孩子、促进其自尊的机会，反映孩子的感受和内容。

在初始的互动中，治疗师错失了鼓励孩子、促进孩子自尊的机会，且没有反映孩子的感受和内容。在更正后的互动中，治疗师承认了孩子的非言语行为，并及时反映了孩子的感受和内容。

初始互动

摘录 1：在下面的摘录中，治疗师错失了鼓励孩子、促进孩子自尊的机会，且没有反映孩子的感受和内容。(此对话发生在游戏治疗开始 5 分钟后。)

凯蕾：(花了好几分钟尝试打开手铐。)为什么就是打不开呢？

治疗师：你想知道为什么打不开它们。

治疗师针对凯蕾的内容做出了回应，但没抓住机会承认凯蕾的挫败感，也没有承认孩子的努力和坚持。

凯蕾：我想知道，为什么这个烂玩意儿打不开呢？(凯蕾把手铐扔到地板上。)

治疗师：你决定要玩别的东西。

治疗师的回应承认了凯蕾的决策能力，但错过了反映其愤怒和挫折感的机会。

凯蕾：是的，它们不适合我。

治疗师：你正在想接下来要做什么。

治疗师的回应鼓励了凯蕾继续引领游戏和治疗的方向。

凯蕾：(走到娃娃身边，捡起婴儿娃娃，把它扔到地板上。)我杀了它。(悲伤的声音。)

孩子的肢体语言，包括扔东西的动作，似乎充满了愤怒。但孩子的声音听起来却很悲伤。这也许意味着，孩子是因为丧失亲人而感到愤怒和悲伤。

治疗师：哇。

治疗师错过了反映凯蕾的感受和内容的机会。(在督导期间，治疗师表示她当时很震惊，不知道该和凯蕾说些什么好。)

凯蕾：(走到画架旁，开始画画。)

凯蕾迅速将玩偶扔在地上，转而开始画画。这样的快速转变可能表明：凯蕾的感情非常浓烈，以至于必须中断此前的活动(或话题)。

治疗师：你有计划了。你真的想画画。

治疗师承认了凯蕾想玩其他东西的提议和决定。这种回应有助于促进孩子的决策能力。

凯蕾：（在纸的中央画了一个巨大的黄太阳，并给太阳画了眼睛和笑容。）

此反映感受的回应让孩子能够进一步提到"没有人喜欢它"的原因。

治疗师：你给太阳画了一张笑脸。

治疗师承认了凯蕾的行为。

凯蕾：一点都不开心。（用黑色颜料迅速"掩盖"了太阳。）

凯蕾的回应表明，她认为治疗师不懂自己。

治疗师：你改变了主意。你决定要让它更开心点儿。

治疗师口头承认了凯蕾的反馈，并使用了承认孩子的决策能力的回应。

凯蕾：它不会开心的！（被激怒的语气。）

凯蕾觉得治疗师还是不懂她，再次向治疗师传达了她的想法。

治疗师：哦。

治疗师错过了一个承认孩子的烦恼和意图的机会。（在督导期间，治疗师表示，她对凯蕾声音中所表现的刺激程度感到很惊讶。）

凯蕾：我是说——太阳永远都不会快乐！（愤怒的语气。）

凯蕾所说的话（"它永远不会快乐"）没有被治疗师所理解。因此孩子表达出了愤怒。

治疗师：好的。

治疗师没有抓住机会去承认凯蕾的感受，也没有更正关于"笑脸"的不准确的反应。

更正后的互动

摘录2：治疗师反映了孩子的感受和内容，并促进了孩子的自尊。

凯蕾：（花了好几分钟尝试打开手铐。）
为什么就是打不开呢？

治疗师：你虽然因为打不开而感到非常沮丧，但你会不断尝试更多方法去打开它们。

治疗师承认了凯蕾的沮丧感、努力和坚持。"你会不断尝试更多方法"是一种促进自尊的回应。它承认了凯蕾的努力和坚持。"承认孩子的努力"这种反馈可以被孩子内化成"我很努力"。与之相比，"做得好"之类的赞美没有描述完成该任务所需的努力。孩子无法将"做得好"这一信息内化，因为这是他人的一个意见而已，而不是基于事实的描述性信息。该类称赞会导致孩子从他人（外部资源）身上寻求"良好的自我感觉"。

凯蕾：我快打开它们了。好了！开了。

治疗师：你很高兴，你的努力终于有了回报。

治疗师承认凯蕾打开手铐后的兴奋感。

凯蕾：（凯蕾把手铐铐在自己手上，突然变得安静和忧郁。）我要坐牢了。

治疗师：你要坐牢了，你听起来很伤心。

治疗师注意到了凯蕾的肢体语言和语调的变化。治疗师承认了凯蕾的悲伤以及她要坐牢这件事。

凯蕾：这些日子，让我很难过。

治疗师：你很难过，日子很艰难，再也找不到快乐了。

治疗师承认了凯蕾的悲伤。

凯蕾：（摘下手铐，捡起婴儿娃娃扔到地板上。）我杀了它。（悲伤的声音。）

治疗师：你认为你杀了宝宝，你非常非常伤心。

治疗师承认了凯蕾的悲伤和自责。

凯蕾：我确实杀了宝宝。我杀了艾丽莎，我应该坐牢。（低头看着地板上的娃娃。）

凯蕾提到了艾丽莎的名字，描述了自己的感受和担忧，并指出自己与妹妹的死有直接关系。

治疗师：你认为你应为艾丽莎的死负责。

治疗师承认了凯蕾说的话的内容。

凯蕾：是的。妹妹出生从医院回家后，妈妈似乎再也不爱我了。我许了个愿，希望艾丽莎会死去。（声音听起来既生气又悲伤。）

当治疗师给予回应后，孩子解释了为什么她认为自己应该为艾丽莎的死负责。

治疗师：你很伤心，也很生自己的气。你认为是你许的愿杀死了艾丽莎。你需要确认妈妈还是爱你的。

治疗师承认了凯蕾的悲伤和愤怒，以及"她认为她的愿望杀死了艾丽莎"这一内容。治疗师预测：凯蕾需要知道母亲还是爱她的。

凯蕾：是的。我不是真的想艾丽莎死。（弯下腰，捡起娃娃，抱住她。）我希望她还活着。

摘自第二次游戏治疗

学习目标：使用耳语技术让孩子保持引领者的角色。

本段摘录侧重于描述当孩子要求治疗师加入游戏时耳语技术的重要性。耳语技术能够让孩子继续引领治疗过程，决定治疗的方向。

当孩子邀请治疗师成为游戏的一部分时，治疗师经常会使用耳语技术。比如，治疗师可以低语问孩子："你想要我做什么？"或"你想让我说什么？"这样的回应将游戏方向的选择权归还给孩子。

本段摘录展示了治疗师如何参与到游戏之中。在最初的互动中，治疗师没有使用耳语技术，而是自己猜测孩子希望他如何参与到游戏之中。如此一来，治疗师主导了游戏，而孩子则失去了引导游戏的机会。

在更正后的互动中，治疗师使用了耳语技术以加入孩子的游戏，同时为孩子提供了继续引导治疗过程的机会。

初始互动

摘录1：治疗师加入孩子的游戏时没有使用耳语技术。

简述

进入游戏室约10分钟后，凯蕾开始玩"玩具屋"和"玩偶家庭"。她看着治疗师，要求治疗师和她一起玩"玩具屋"。

凯蕾：我希望你可以和我一起玩娃娃。

治疗师：好的。（治疗师走向玩具，坐在凯蕾旁边。）   *治疗师承认了凯蕾"想和治疗师一起玩"的请求。*

凯蕾：这是妈妈，这是爸爸。这是大姐姐，这是小宝宝。

治疗师：我是爸爸和小宝宝。   *治疗师告诉凯蕾自己想要扮演什么角色，抢走了游戏的主导权。*

凯蕾：（叹气。）好吧。那我是大姐姐和妈妈。

治疗师：你听起来很失望。你想换个人吗？   *治疗师意识到孩子的失望，并反映出这种情绪。*

凯蕾：不，不，没关系。
（在下面的互动中，治疗师扮演的是"爸爸"，孩子扮演的是"大姐姐"。）

治疗师：（治疗师将"爸爸"靠近"大姐姐"。）怎么了？   *治疗师承认了凯蕾的悲伤。*

凯蕾：没什么。

治疗师：哦，好的。你确定吗？没事吗？   *治疗师注意到有问题，并询问孩子发生了什么事情。孩子其实想扮演其他娃娃，但不好意思要求治疗师这么做。*

凯蕾：我不知道。

凯蕾提到了艾丽莎的名字，描述了自己的感受和担忧，并指出自己与妹妹的死有直接关系。

治疗师：你不知道有什么不对劲儿。

治疗师承认了孩子的不确定感。

凯蕾：是的。

治疗师：（把婴儿娃娃放在凯蕾的大姐姐娃娃面前。）你喜欢我吗？

治疗师向孩子问了一个问题。这个问题让治疗师继续处于主导地位。治疗师正在决定治疗的方向。

凯蕾：是的。我喜欢你。

治疗师：嗯，你真的很喜欢我。

治疗师反映并承认了孩子的内容。

凯蕾：有时候喜欢。妈妈总是在照顾你。

之前的回应让孩子有机会进一步做出解释。

治疗师：那是因为我还小。

治疗师没有使用耳语技术，而是借此机会解释为什么母亲需要照顾她的妹妹。

凯蕾：嗯，快点长大！你总是那么小，我受不了了。

治疗师：我希望你喜欢我。

治疗师的回应实际上在主导治疗的方向。孩子没有机会去探索她的担忧、感受或经历。孩子只是在本能地回应治疗师的评论和回应。

凯蕾：我不喜欢你，好吧。走开。

治疗师：你希望我消失。

治疗师承认了孩子的内容。

凯蕾：是的！走开！（愤怒的语气。）

治疗师：你听起来真的在生我的气。

治疗师回应了孩子的愤怒，反映了孩子的感受。

凯蕾：是的。走开！

治疗师：你很生气。

更正后的互动

摘录 2：治疗师在加入孩子的游戏时使用了耳语技术，从而给予了孩子主导治疗过程的机会。

凯蕾：我希望你可以和我一起玩娃娃。

治疗师：好的。（治疗师走向玩具，坐在凯蕾旁边。）	治疗师口头承认了凯蕾的要求，并走向凯蕾和玩具屋。
凯蕾：这是妈妈，这是爸爸。这是大姐姐，这是小宝宝。	
治疗师：你正在介绍家庭里的每个人。	治疗师反映了凯蕾的内容。
凯蕾：是的。你想演谁？	
治疗师：（细声低语）你想让我演谁呢？	治疗师使用耳语技术找出凯蕾希望扮演的角色。
凯蕾：我希望你演妈妈和宝宝，我演爸爸和大姐姐。（看着治疗师。）	
治疗师：（细声低语）你想要我做什么呢？	治疗师使用耳语技术为凯蕾提供了创造故事和引领治疗方向的机会。
凯蕾：我希望你演妈妈，告诉大姐姐你有多爱她。	
治疗师：（治疗师将"妈妈"带到"大姐姐"旁边。）我想让你知道我有多爱你，你对我有多珍贵。	治疗师根据凯蕾的请求，做出了回应。

凯蕾：如果你爱我，为什么你没有时间陪我呢？

治疗师：（细声低语）你想让我说什么？ 　治疗师使用耳语技术来了解凯蕾希望治疗过程如何展开。

凯蕾：告诉她虽然照顾宝宝要花很多时间，但你对她的爱不比对宝宝的少。

治疗师：（使用妈妈的角色进行回应。）宝宝需要很多的照顾。 　治疗师开始回应凯蕾的请求。

凯蕾：（凯蕾中断了治疗师，听起来有点生气。）我不管。有时我很讨厌宝宝。我希望一切就像过去一样。

治疗师：（使用妈妈的角色进行回应。）你很生气，很伤心，因为我们没有足够的相处时间。你希望只有我和你，希望我给予你更多的关注和爱。 　治疗师不一定要使用耳语技术来跟随孩子的领导。在这里，治疗师使用"妈妈"的角色回应了凯蕾所反映的感受和内容。这使得凯蕾仍然处于引领的位置，并有机会回应她的感受和担忧。

凯蕾：是的。你为什么要再生一个孩子？（愤怒的语气。） 　之前的回应让孩子有机会进一步做出解释。

治疗师：有时你真的很生气，妹妹把我们的相处时间夺走了。 　治疗师使用"妈妈"的角色回应了凯蕾所反映的感受。治疗师继续针对凯蕾的感受和担忧做出回应。

凯蕾：我希望她死！

治疗师：你很生气，你希望宝宝死去。 　治疗师使用"妈妈"的角色回应了凯蕾所反映的感受和内容。治疗师没有对凯蕾的话做出判断或评价，如"你并非真的希望她死"。后者会告诉孩子她说的话是不合适的，孩子可能会因此不愿意向治疗师传达其他感受和想法。

凯蕾： 是的，但也不是真的要死。我只是很想念你，妈妈。你还爱我吗？

治疗师：（耳语）你想让我说什么？

初级治疗师可能会通过"爱"和"欣赏"的回应来安慰凯蕾。而这位治疗师则使用了耳语技术，以确保其能够针对孩子感受和关注做出反应。

凯蕾： 告诉我你有多爱我，我有多特别。还有，告诉我你想要花更多的时间和我在一起。

治疗师： 你希望我能花更多时间陪伴你。我非常爱你。没有人能够取代你。你非常非常特别。

治疗师使用了"妈妈"的角色来回应凯蕾对"妈妈不爱我了"的担忧。

凯蕾：（抬头看着治疗师，笑了笑。）

治疗师： 你喜欢妈妈刚刚对大姐姐说的话。知道自己很特别，知道妈妈很爱你，这种感觉很好。

治疗师识别了凯蕾因妈妈说的话而流露出来的笑容。

凯蕾：（轻轻地抱着娃娃，声音有点悲伤。）我希望她还活着，但她已经死了。我的愿望没有实现。

治疗师： 妹妹死了，你真的很伤心。你希望她能复活。

治疗师承认了凯蕾的想法和感受。

凯蕾： 我不应该希望她复活，当初也不应该希望她死去。爸爸是这样告诉我的，我认为他是对的。

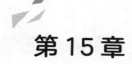

第15章

案例研究：手足之争

母亲卡沙拉把 5 岁的肯德拉和 7 岁的塔玛拉带来接受游戏治疗。卡沙拉称肯德拉和塔玛拉过去几乎没有任何冲突。4 个月前，卡沙拉和孩子们的亲生父亲分开了。从此之后，两姐妹的冲突越来越多。卡沙拉解释说，女孩们会抓伤彼此，有时甚至大打出手。她说，两姐妹经常会拉扯彼此的头发；"砰"的一声关上卧室的门；还会把衣服和鞋子到处乱扔。卡沙拉表示，放学回家后，女孩们一直大喊大叫，恶言相向，有时甚至还会出手伤人，不到睡觉不停休。

卡沙拉表示，7 岁的塔玛拉应该更懂事一点，不要和 5 岁的妹妹打架。肯德拉（妹妹）经常会跑过来大哭，抱怨姐姐骂她或打她。卡沙拉向治疗师解释说，她已经尝试过各种各样的方式，包括暂时隔离（Time-Out）、取消某种特权、不准出门等，但似乎这些管教方式均不见效，冲突依然存在。

适合兄弟姐妹的团体游戏治疗

在团体游戏治疗中，初级游戏治疗师时常会面临这样一个的挑战：无法同时照顾到所有孩子。

以下示例可见端倪。

初始互动

塔玛拉：（给妹妹肯德拉某个玩具。）拿着，肯德拉。

治疗师：肯德拉，你很高兴能从她那里得到这个玩具。

更正后的互动

塔玛拉：（给妹妹肯德拉某个玩具。）拿着，肯德拉。

治疗师：塔玛拉，你愿意与肯德拉分享这个玩具。肯德拉，你很高兴能从她那里得到这个玩具。

摘自第三次游戏治疗

学习目标：学会解决每个孩子的问题；以及学会使用 ACT 设限模型。

初始互动

摘录 1：在下面的摘录中，治疗师错失了回应每个孩子的感受和顾虑的机会；且治疗师没有使用 ACT 设限模型。

（对话发生于治疗开始约 10 分钟后）

肯德拉：（打开医药箱，问了塔玛拉一个问题。）我可以看看你的耳朵吗？

塔玛拉：好的。

肯德拉：（看了看塔玛拉的耳朵。）

塔玛拉：停，疼！你太用力了。

治疗师：你希望肯德拉停止看你的耳朵。　*治疗师承认了塔玛拉的感受和内容。*
（肯德拉继续摆弄着塔玛拉的耳朵。）

塔玛拉：我让你住手！（愤怒地抢过肯德拉手中的玩具，扔在地板上。）

治疗师：塔玛拉，肯德拉没有停止，你很生气。而你呢（肯德拉）不愿意停止。

治疗师承认了每个孩子的感受和担忧。

塔玛拉：肯德拉，你总是不听我说话。讨厌！

治疗师：塔玛拉，当肯德拉不听你说一些你觉得很重要的事情时，你会生气。

治疗师反映了塔玛拉在妹妹不听自己的话时的愤怒。

肯德拉：（拿起听诊器。）我可以听听你的心跳吗，塔玛拉？

塔玛拉：不！走开。我现在不想和你一起玩！

肯德拉：你是一个婴儿，一个大婴儿。你没有心。

治疗师：塔玛拉，你现在很生气。你不想和肯德拉一起玩。肯德拉，你很生气，因为塔玛拉不想跟你玩。

治疗师在两个单独的句子中反映了塔玛拉和肯德拉的愤怒情绪。治疗师想让两个孩子都感觉到被理解。

肯德拉：是的。告诉她，她必须和我一起玩。

治疗师：肯德拉，你想让我逼她跟你一起玩；但是现在，塔玛拉，你选择不和肯德拉一起玩。

治疗师在小心翼翼地同时承认这两个孩子。如果只承认一个孩子，另外一个孩子会有被拒绝的感觉。治疗师照顾到了肯德拉的感受，同时也承认了"塔玛拉不想和肯德拉一起玩"这件事。

肯德拉：（从架子上拿起一条塑料蛇，靠近治疗师，把蛇扔到治疗师身上，然后大声笑。）

治疗师：肯德拉，我没有让塔玛拉和你一起玩，你很生气。但你不能把蛇扔在我身上。你可以用言语告诉我你很生气。

治疗师承认了肯德拉的愤怒（因治疗师没有按照要求让塔玛拉和肯德拉一起玩），并使用了 ACT 设限模型。

肯德拉：（拿起塑料刀，假装在割治疗师的手；笑了起来。）

肯德拉没有遵循治疗师提出的替代方案。相反，她选择另一种对治疗师表达愤怒的方式。

治疗师：肯德拉，你对我很生气，但你不能割我。你可以假装那个不倒翁是我，然后割那个不倒翁。

治疗师使用了兰德雷斯（Landreth, 2002）提出的 ACT 设限模型。

1. A：治疗师承认了肯德拉的感受，表达了对其感受的承认和接受（"你对我非常生气"）；

2. C：治疗师以平静的非判断的方式传达了限制（"不能割我"）；

3. T：治疗师提出了一个可接受的选择（"你可以假装那个不倒翁是我，然后割那个不倒翁"）。

由于此前提出的替代方案（把愤怒说出来）没有起效，治疗师选择了另一种替代行为。女孩可以通过该行为从生理上释放愤怒情绪。

肯德拉：（走向不倒翁，然后用塑料刀割了它好几次。）女孩们在此次治疗期间发生了多次冲突。

更正后的互动

摘录 2：治疗师反映了每个孩子的顾虑和体验，并使用 ACT 设限模型来设定限制。

肯德拉：（打开医药箱，问了塔玛拉一个问题。）我可以看看你的耳朵吗？

塔玛拉：好的。

肯德拉：（看了看塔玛拉的耳朵。）

塔玛拉：停，疼！你太用力了。

治疗师：你想让她住手。（肯德拉继续摆弄着塔玛拉的耳朵。）

治疗师回应了塔玛拉的信息（内容）。

塔玛拉：我让你住手！（愤怒地抢过肯德拉手中的玩具，扔在地板上。）

治疗师：肯德拉没有停止，你很生气。

治疗师承认了塔玛拉的感受和内容。但治疗师还需要照顾到肯德拉。治疗师可以说："当塔玛拉让你住手时，你不愿意停下来。"

肯德拉：（用枪开始射击治疗师。）

肯德拉用塑料飞镖枪瞄准治疗师，企图发泄愤怒。

治疗师：你对塔玛拉很生气，现在你也在对我生气。

治疗师反映了肯德拉对塔玛拉和治疗师的愤怒情绪。

肯德拉：（上膛，瞄准治疗师。）

现在，我们来回顾一下兰德雷斯（Landreth，2002）提出的 ACT 设限模型。治疗师需要同时使用该模型的三个元素才能发挥设限的最大作用。

1. A：治疗师承认孩子的感受，以传达对其感受的认可和接受；

2. C：治疗师平静地用非判断的方式传达限制；

3. T：治疗师提出可接受的替代方案。

治疗师：肯德拉，我不是射击的对象。

在这里，治疗师只使用了 ACT 设限模型的其中一部分：治疗师只传递了限制，没有承认肯德拉的感受，也没有提出替代方案。

肯德拉：只要我愿意，我就可以开枪射你。

治疗师：肯德拉，我不是射击的对象。你可以射别的东西。

这一次，治疗师再次传达了限制（C），并提供一个"模糊"的替代方案（T）。治疗师仍需承认肯德拉的感受（A）并提供一个具体的替代行为（T）。

肯德拉：好的！那我射塔玛拉好了。

塔玛拉：肯德拉，我受不了你了。你太孩子气了。

治疗师没有回应塔玛拉说的"孩子气"这一评论。肯德拉可能会认为治疗师站在塔玛拉那一边。

治疗师：肯德拉，人不是射击的对象，你可以射不倒翁。

治疗师传达了限制（C），并针对她表达的愤怒提出了特定的替代行为（T）。

肯德拉：我才不是小孩子呢。（瞄准塔玛拉，声音很愤怒。）

（肯德拉愤怒的声音表明，她不喜欢塔玛拉说她"孩子气"。）

治疗师：肯德拉，塔玛拉不是射击的对象。你可以射不倒翁。

治疗师没有回应肯德拉的愤怒，也没有解决"孩子气"这个问题。

肯德拉：我不想射不倒翁。我想射塔玛拉。我恨她！

治疗师：肯德拉，虽然你很生气，但塔玛拉不是射击的对象。

该治疗师只用了 ACT 设限模型中的两个元素，即：（A）承认肯德拉的愤怒和（C）传达限制。治疗师没有提供目标替代解决方案（T）。

肯德拉：我不管。我就是要开枪。（射向塔玛拉。）

选自第八次游戏治疗

初始互动

摘录 1：在下面的摘录中，治疗师错失了回应每个孩子的感受和顾虑的机会；且治疗师没有使用 ACT 设限模型。

（此对话发生在游戏治疗开始 20 分钟后）

塔玛拉：（肘部撞到玩偶剧场的边缘，开始大声哭泣并大叫。）好痛！好痛！（声音听起来既生气又伤心。）	治疗师错过了回应塔玛拉的痛苦和愤怒情绪的机会。
肯德拉：快点！打 9–1–1*！（拿起玩具手机。）请问是 9–1–1 吗？快。快来帮助我的姐姐。她真的受伤了！（看着塔玛拉。）他们正在赶来！	
塔玛拉：（继续大声哭泣。）还是很疼！	治疗师错过了回应塔玛拉的伤势的机会。
肯德拉：（拿出医药箱。发出救护车警报器的声音。）他们来了！请让我帮助你，女士。你需要一些药吗？	
塔玛拉：我不想吃药。离我远点儿。（声音听起来很沮丧。）	治疗师错过了反映塔玛拉感受的机会。
肯德拉：（把药瓶靠近塔玛拉嘴边。）	治疗师没有承认肯德拉"帮助塔玛拉"的愿望，也没有回应塔玛拉的愤怒情绪。
塔玛拉：走开！（愤怒的声音。）	

---

* 911 是美国的报警电话。中国报警电话是 110。——译者注

治疗师：不能推人哦。你可以告诉塔玛拉"我在生你的气"。

治疗师没有承认肯德拉对塔玛拉的愤怒。治疗师在使用 ACT 设限模型的 C 和 T 之前，应要先使用 A 技巧。

肯德拉：我在生你的气！

治疗师错过了回应肯德拉愤怒情绪的机会。

塔玛拉：（看着治疗师。）她没办法帮我消除痛苦。

治疗师：哦。

治疗师错过了回应塔玛拉痛苦的机会。

塔玛拉：我的肘部感觉好一点了。我要擦点水。（用湿纸巾擦拭肘部。）

肯德拉：很好，她终于不哭了。

治疗师错过了回应肯德拉的内容和"解脱感"的机会。

塔玛拉：（把湿纸巾扔进垃圾桶，然后走近行李箱。塔玛拉开始把衣服放进行李箱里。）我正在收拾行李。我要走了。我要搬到另一所房子。这个房子很脏，永远无法清理干净。（听起来很生气、很反感。）

在团体游戏治疗期间，儿童之间的语言和身体互动的变换速度非常快。初级游戏治疗师也许很难及时插入能够承认孩子的感受、内容和经验的回应。

肯德拉：我想和你一起走。你不能背着我自己走了。（开始把衣服扔进行李箱。）

塔玛拉：好的。你也可以来。

塔玛拉：耶！这房子又旧又脏。弄不干净了，太脏了。是时候搬到别的地方了。

治疗师错过了回应孩子的感受、内容和经验的机会。

肯德拉：（看着塔玛拉。）我们去哪儿？

塔玛拉：到镇的另一边。那里有一座漂亮的新房子，我们可以住在那里。上车。来吧，我们走吧。（模仿汽车的奔驰声。）

肯德拉：我们到了吗？

该治疗师只用了 ACT 设限模型中的两个元素，即：（A）承认肯德拉的愤怒和（C）传达限制。治疗师没有提供目标替代解决方案（T）。

塔玛拉：我们到了！看看这个地方。很新，很干净。我很高兴我们离开了那个肮脏的老地方。（声音很快乐，似乎松了一口气。）

治疗师：你们到达新房子了。

治疗师承认了塔玛拉的内容，但没有回应她的感受。

肯德拉：你知道的，我们的父母正在离婚。我们肯定要经常搬家了。

更正后的互动

摘录 2：治疗师反映了每个孩子的顾虑和体验，并使用 ACT 设限模型来设定限制。

塔玛拉：（肘部撞到玩偶剧场的边缘，开始大声哭泣并大叫。）好痛！好痛！

治疗师：你很痛苦，你也很生气，你的手肘受伤了。

治疗师回应了塔玛拉的伤势和愤怒情绪。

肯德拉：快点！打 9–1–1！（拿起玩具手机。）请问是 9–1–1 吗？快。快来帮助我的姐姐。她真的受伤了！（看着塔玛拉。）他们正在赶来！

塔玛拉：（继续大声哭泣。）还是很疼！

治疗师：疼痛并没有消失。

治疗师回应了塔玛拉的感受和内容。

肯德拉：（拿出医药箱。发出救护车警报器的声音。）他们来了！请让我帮助你，女士。你需要一些药吗？

塔玛拉：（肯德拉拿给塔玛拉一瓶药。）我不想吃药。离我远点儿。

治疗师：肯德拉，你想帮助塔玛拉。塔玛拉，你现在不想接受肯德拉的帮助。

治疗师承认每个孩子的经历和顾虑。

肯德拉：（肯德拉愤怒地推开塔玛拉，走到另一边。）

治疗师：肯德拉，你因为塔玛拉没有让你帮忙而对她感到生气。但不能推人哦。你可以告诉塔玛拉"我在生你的气。"

治疗师使用了 ACT 设限模型。

肯德拉：我在生你的气！

肯德拉决定采纳目标替代行为（T），并告诉塔玛拉她很生气。

塔玛拉：（看着治疗师。）她没办法帮我消除痛苦。

塔玛拉望向治疗师，寻求治疗师的理解。

治疗师：还是很疼呢。

治疗师回应了塔玛拉正在经历的疼痛。

塔玛拉：我的肘部感觉好一点了。我要擦点水。（用湿纸巾擦拭肘部。）

治疗师：你找到了一种帮助自己的方法。

治疗师对"塔玛拉找到了一种帮助自己的方法"给予了认可。（促进自我责任感的回应。）

塔玛拉：（把湿纸巾扔进垃圾桶，然后走近行李箱。塔玛拉开始把衣服放进行李箱里。）我正在收拾行李。我要走了。我要搬到另一所房子。这个房子很脏，永远无法清理干净。（听起来很生气、很反感。）

治疗师：你很生气，你想住在一个不同的家里……一个不那么脏的家。

治疗师承认了塔玛拉的愤怒情绪以及对于"更干净的新家"的渴望。

肯德拉：我想和你一起走。你不能背着我自己走了。（开始把衣服扔进行李箱。）

塔玛拉：好的。你也可以来。

治疗师：肯德拉，和塔玛拉在一起对你来说很重要；塔玛拉，你同意肯德拉跟你一起走。

治疗师各自回应了肯德拉和塔玛拉的反应，也回应了她们俩要搬到新家的计划。

塔玛拉：是的。这房子太旧了，快要倒了。弄不干净了，太脏了。是时候搬到别的地方了。

治疗师错过了回应孩子的感受、内容和经验的机会。

治疗师：你想要搬家。这栋房子太旧了，它正在倒塌。

治疗师承认了塔玛拉的反应。

肯德拉：（看着塔玛拉。）我们去哪儿？

塔玛拉：到镇的另一边。那里有一座漂亮的新房子，我们可以住在那里。上车。来吧，我们走吧。（模仿汽车的奔驰声。）

肯德拉：我们到了吗？

塔玛拉：我们到了！看看这个地方。很新，很干净。我很高兴我们离开了那个肮脏的老地方。（声音很快乐，似乎松了一口气。）

治疗师：搬到新家了，你们很高兴。

治疗师回应了塔玛拉的快乐和解脱感。

塔玛拉：当然，很高兴！

肯德拉：我们的父母正在离婚。我们必须要搬家。

第 16 章

案例研究：愤怒和攻击性

5 岁男孩杰森因受家庭暴力困扰而被转介到心理咨询中心。杰森的母亲报告说，杰森目睹了她和父亲之间的暴力行为。杰森的母亲表示，杰森很难遵循指示，而且"脾气暴躁"。当其他人没有按照他的方式行事时，他便会发脾气。她还说杰森在发脾气后经常会感到懊悔。父母双方当时都在接受家庭支持服务，偶有暴力行为，但仍居住在同一所房子里。

在治疗过程中，杰森进入游戏室时总是拖拖拉拉，并会对所有的"设置限制"表达愤怒。杰森在治疗期间也会公开对治疗师表达愤怒，态度十分咄咄逼人。以下是与杰森工作的部分摘录。

摘自第一次游戏治疗

学习目标：学会反映孩子的感受，并整合使用不同类型的治疗性回应。

在第一段摘录中，治疗师没有承认孩子的感受，也没有适当使用设置限制技巧。在更正后的部分中，治疗师对孩子的感受做出反应，并使用了ACT 设限模型。更正后的部分还说明了治疗性回应会如何影响治疗的方向。

初始互动

摘录 1：在下面的摘录中，治疗师没有反映孩子的感受，也没有使用 ACT 设限模型。

杰森：（双臂交叉，低着头。）我不想去游戏室！

治疗师：是时候去游戏室了。	治疗师没有回应杰森的行为和感受，而是下达了一个命令。
治疗师：现在是游戏室时间，我们现在就要去了。	治疗师没有回应杰森的感受，似乎也在语气中透露了沮丧情绪。
杰森：（双臂仍然交叉，仍然垂着头。）我说不去就是不去。	杰森不想进入游戏室的意愿更强烈了。
治疗师：（拉住孩子的手说）是时候走了，跟着我，我会告诉你游戏室在哪里。（杰森和治疗师进入了游戏室，杰森开始探索房间里的玩具。）	治疗师还是没有回应杰森的感受，并控制了治疗方向和孩子的行为。
杰森：我没有看到我想玩的东西。	杰森仍在表达他的愤怒和攻击性。
治疗师：你没有看到任何你喜欢的东西。	治疗师回应了内容，但没有承认杰森的感受。
杰森：（看到枪，似乎很兴奋。）我知道我要做什么了。我可以开枪！	杰森终于开始玩玩具了。
治疗师：你可以开枪，但不能射我。	治疗师在没有必要的情况下提前设置限制了。这可能会向杰森发出这样的信息：治疗师不相信杰森有能力为自己做出"不攻击他人"的决定。
杰森：（把枪指向治疗师。）只要我愿意我就可以！	治疗师的反应再次触发了杰森的愤怒，杰森决定对着干。

治疗师：如果你选择向我开枪，那你就选择了游戏期间不能玩枪了。

治疗师过早设置了这条"终极"限制。治疗师不相信杰森的能力，也没有反映孩子的感受。

杰森：（声音很愤怒。）我就是可以！（随后朝治疗师射飞镖。）

杰森的愤怒增加了。

治疗师：我告诉过你了，不能用枪射我。由于你刚刚选择了向我射击，你选择了今天不能再玩枪了。

治疗师没有承认杰森的感受，并通过控制杰森的行为来控制治疗进展。治疗师拿走了枪，这意味着治疗师不相信杰森有能力遵循限制，或以不伤害治疗师或自己的方式来表达愤怒或攻击。

杰森：（大喊大叫）但我还是想玩枪。

杰森的愤怒继续增加。

治疗师：（治疗师走向杰森，指着高架。）今天这把枪只能放在高架上了。

治疗师仍然没有承认孩子的感受。

杰森：（握拳，打向治疗师。）我不想把它放上去！

孩子正在发泄愤怒和攻击性。

治疗师：（从杰森手中拿走枪，并将其放在架子上。）今天剩余时间都不能用枪了。

治疗师掌控着治疗进展。

杰森：（大喊大叫）我不喜欢你，我不喜欢这个地方！我想回家。

治疗师仍然没有反映杰森的感受，这等于在告诉杰森：他的感受对治疗师来说并不重要。此外，治疗师的反应可能会传达这样的信息："杰森做治疗师让他做的事情"比"杰森在安全的环境中自由表达自己的感受和想法"更加重要。

更正后的互动

摘录 2：治疗师反映了孩子的感受，并使用了 ACT 设限模型。

杰森：（双臂交叉，低着头。）我不想去游戏室！

治疗师：（弯腰到孩子的高度。）你不太确定要不要去游戏室，但现在是去游戏室的时间呢。

治疗师蹲下了，眼睛和杰森的视线持平，以便与他建立联系。随后，治疗师回应了杰森的感受，让他知道他的感受很重要，但也让杰森知道是时候去游戏室了。

杰森：不！我不去！

杰森继续表达自己的感受。

治疗师：你真的不愿意去。但现在是时候去游戏室了。你可以选择自己走到游戏室，也可以选择牵着我的手一起走到游戏室。

治疗师在使用 ACT 设限模型来承认杰森的感受，并给予他选择。如此一来，杰森能够表达自己的感受，并开始选择如何处理他的感受，以及如何做出选择。

杰森：我一个人就可以！（跑向游戏室。）

尽管杰森仍然表达了一些愤怒，但他在设限范围内做出选择，这有助于防止治疗师和孩子之间的"权力斗争"。

治疗师：（跟随杰森来到游戏室。）你决定了自己走到游戏室。（杰森和治疗师现已进入游戏室，杰森开始探索房间内的玩具。）

该反应让杰森知道治疗师依然在关注他。

杰森：我没有看到我想玩的东西。

治疗师：你很失望，因为你没有看到你想要玩的东西。

在以儿童为中心的治疗中，反映杰森的感受非常重要。在这个回应中，治疗师回应了杰森的感受，这有利于杰森在安全的环境中进一步表达自己。

杰森：（看到枪，似乎很兴奋。）我知道我要做什么了。我可以开枪！

杰森开始在游戏室里为自己做决定。

治疗师：你找到了自己喜欢的东西，也知道该如何使用它。

治疗师继续承认了杰森的感受。此外，治疗师认可了"杰森懂得如何使用枪"这一信息，而没有着急得出"杰森一定会不恰当使用枪"这一结论。

杰森：（把枪指向治疗师。）我可以射你。

杰森开始挑战游戏室里的限制。

治疗师：杰森，我知道你想向我开枪，但我不是射击的对象。你可以选择射门或墙壁。

治疗师使用 ACT 设限模型平静地设定了限制。

杰森：（声音很愤怒。）我就是可以！

杰森继续挑战限制，并表达他的愤怒。

治疗师：我知道你很生气，但你不能射我呢。你可以选择射门或墙壁。

治疗师继续使用 ACT 设限模型。治疗师以平静的声音设限，这能够让杰森知道：治疗师信任杰森能为自己做出选择。这也让杰森知道他的愤怒是可以接受的，并且不是错的。

杰森：（将枪指向沙箱，扣动扳机。）我要射进这里。

虽然杰森似乎仍在挑战治疗师，但杰森做出了在保持控制感的同时又遵循了游戏室限制的决定。此外，杰森的愤怒减少了。

治疗师：你找到了一个可以开枪的地方，你往那里开了枪。

治疗师承认了杰森有能力找到合适的地方开枪。

杰森：（寻找他射在沙箱里的飞镖。）是的，我开了枪！我可以再开一次。

杰森的愤怒已经消散，并被兴奋所取代。他似乎开始与治疗师建立了联系，并更加适应游戏室。

治疗师：你喜欢你刚刚开的那一枪，并决定要继续开枪。

该回应继续反映了杰森的感受，并鼓励了孩子，承认了他的决策能力。

杰森：（放下了枪，开始探索房间里的其他玩具。）也许还有其他我可以玩的东西。

有了足够的安全感，杰森可以更好地探索游戏室了。

治疗师：你决定要玩房间里的其他　　该"内容反映"让杰森再次确定治疗师是在
玩具。　　　　　　　　　　　　　　　陪着他且关注着他的。

摘自第二次游戏治疗

学习目标：避免鹦鹉学舌。

这段摘录显示了治疗性回应"不要完全模仿孩子"的重要性。在第一段
摘录中，治疗师只是鹦鹉学舌般地重复杰森的行为和言语，而没有回应杰森
可能想传递的更深层次的信息。在第二部分，治疗师更深入地回应了杰森。

初始互动

摘录 1：治疗师单纯地模仿孩子的行为和言语。

简述

该摘录发生在治疗开始后的 15 分钟。杰森自愿进入了游戏室，但仍然
表现出愤怒。但在这一次治疗中，杰森似乎能够更加专注于游戏了。

杰森：（用动物玩具在沙箱中建立了一个
场景。）这是好人，这是坏人。

治疗师：这是好人，这是坏人。　　该回应反映了孩子的内容，但只是在逐
字重复孩子说的话。看起来治疗师更专
注于使用"适当的技术"而不是去理解
孩子所表达的东西。

杰森：（背对着治疗师，继续建立他的
场景；在沙箱里放了几个玩具，彼此
对立。）

治疗师：你正在按照你想要的方式排列　治疗师承认了杰森的行为。
它们。

杰森：(坏人大声嚷嚷并走向好人。) 你真卑贱! 你必须按我说的去做。

杰森开始通过沙箱游戏来表达他的一些感受。

治疗师：他说另一个人很卑贱，必须按他说的去做。

治疗师反映了内容，回应了杰森的语言表达。然而，这种反应似乎有些机械化，忽视了杰森所表达的感受。

杰森：(坏人跳向好人。) 我要抓住你! 你最好按我说的去做!

杰森投入游戏之中。杰森没有说很多的话，但这并不代表杰森没有与治疗师建立联系。很多时候，孩子可能无法持续回应治疗师说的话。

治疗师：你让他跳向他，去抓他。

治疗师继续回应杰森的行为 (追踪)。虽然这种回应是合理的，但治疗师可以通过回应杰森有可能想表达的感受来更深入地开展治疗。

杰森：(看向治疗师。) 他 (好人) 不听话时，他 (坏人) 会很生气。

这是杰森与治疗师建立联系的方式。

治疗师：他不听话时，他会很生气。

治疗师的反应非常机械化，无法反映出对杰森所表达的内容的更深刻的理解。

杰森：(眼里透露着悲伤，声音非常柔和。) 是的，当他生气的时候，他会打人。(回头看看玩具，让它们开始打架。)

治疗师：所以当他生气时，他会打人。现在他们正在打架。

治疗师的反应非常机械化，无法反映出对杰森所表达的内容的更深刻的理解。

杰森：(好人和坏人正在打架，坏人说) 接招! (好人说) 不，看我的!

治疗师：他们打来打去。

回应了杰森的行为 (追踪)。

杰森：（扔了好人，拿着坏人兴奋地说）
我赢了！

治疗师：坏人打败了好人。 反映了内容。这种回应并没有承认杰森的感受。

更正后的互动

摘录 2：治疗师使用各种治疗性回应以深化治疗进展。

杰森：（用动物玩具在沙箱中建立了一个场景。）这是好人，这是坏人。

治疗师：你决定了哪个是好人，哪个是坏人。 该回应在关注杰森的决策能力。与鹦鹉学舌相比，该回应要更加深入。

杰森：（继续建立他的场景；在沙箱里放了几个玩具，彼此对立。）

治疗师：你正在按照你想要的方式排列它们。 治疗师承认了杰森的行为（追踪性回应）。

杰森：（坏人大声嚷嚷并走向好人。）你真卑贱！你必须按我说的去做。 杰森开始在治疗期间流露其感受。

治疗师：听起来这个人很生气，想要肆意发泄。 该回应侧重于杰森所表达的潜在感受。通过专注于杰森的感受，治疗师能够帮助杰森进一步识别和表达他的感受。

杰森：（坏人跳向好人。）我要抓住你！你最好按我说的去做！

治疗师：坏人真的想要好人听他的话。 该回应再次聚焦于杰森的游戏的意义。这有助于杰森开始理解他所表达的感受。

杰森：（看向治疗师。）他（好人）不听话时，他（坏人）会很生气。

治疗师：你知道他生气时会怎么做。

该回应主要关注于杰森对游戏以及正在发生的事情的解释。

杰森：（眼里透露着悲伤，声音非常柔和。）是的，当他生气的时候，他会打人。（回头看看玩具，让它们开始打架。）

治疗师：他生气和打人时，你很难过。

该回应主要关注杰森对游戏的感受，而不是游戏行为本身。这样做可以让治疗更加深入。

杰森：（好人和坏人正在打架，坏人说）接招！（好人说）不，看我的！

治疗师：看起来他们真的很生气。

反映感受。

杰森：（扔了好人，拿着坏人兴奋地说）我赢了！

治疗师：你很高兴他赢了。

反映感受。

第17章

案例研究：离婚

6 岁的莎莉被她的母亲、父亲和继母带来了咨询室。莎莉的父母在她 2 岁时离婚了。父亲已经再婚，继母也怀上了宝宝。3 位家长都希望能够参与到游戏治疗的过程中。在莎莉接受治疗期间，莎莉的母亲与未婚夫订婚了。莎莉的继母报告说，她想确保莎莉能够适应父母的新婚姻，以及即将出生的弟弟或妹妹。莎莉的父亲报告说，他很担心莎莉，不知道女儿会如何看待他们的离婚，以及会如何回应父母双方。

在治疗过程中，莎莉非常安静，一直专注于艺术创作和手工艺活动。莎莉的游戏也十分有序。她在治疗期间很少与治疗师交谈，但在进出游戏室的时候话比较多。莎莉的表现似乎远远超过了其年龄该有的行为。在整个游戏治疗过程中，莎莉逐渐变得更加活跃，变得不再那么循规蹈矩。

摘自第一次游戏治疗

学习目标：在孩子话不多的情况下，做出适当的回应。

在第一段摘录中，治疗师试图强迫莎莉在治疗期间说更多的话。很多初级游戏治疗师不懂得如何与不怎么说话的孩子一起工作。孩子应按照自己想要的方式随意使用游戏室的时间。在更正的部分中，治疗师回应了莎莉在游戏室的行为，而没有强迫她按照治疗师的方式进行互动。

初始互动

摘录 1：在下面的摘录中，治疗师没有跟随孩子的引导，并试图引起孩子的口头反应。

莎莉：（进入游戏室，环顾四周。走向手工桌。）

治疗师：你找到了纸和蜡笔。你喜欢画画吗？　该回应的第一部分是在追踪行为。第二部分则是个不必要的问题。该问题不会促进治疗。

莎莉：嗯。（开始画画，没有看治疗师。画画时用手遮掩自己的画。）

治疗师：看起来你正在画一些对你很重要的东西。我想知道它是什么。　该回应的第一部分在承认孩子的行为。但治疗师的假设可能不太恰当，这幅画也许没那么重要。而第二部分则在暗示莎莉必须与治疗师分享她的画。这种表达让孩子失去了主导权。

莎莉：（没有回应治疗师，转而在画架上画画。）

治疗师：你决定现在要在这里画画。你真的很喜欢创作。　促进决策。

莎莉：（开始使用各种颜料认真地画彩虹。尽力确保各种颜色没有重合；在彩虹下画了一朵花，在角落画了一个太阳。）

治疗师：你正在创作一条七彩斑斓的彩虹。你在学校和家里也会画彩虹吗？

该回应的第一部分重点关注莎莉的行为。治疗师试图通过提出另一个问题来让莎莉参与谈话。这也许向莎莉传递了这样一条信息：在治疗期间保持沉默是不正常的。

莎莉：有时会。(画完后，回到手工艺桌，继续完成她一开始画的那幅画。)

治疗师：所以，你喜欢在学校和家里画彩虹。看起来你已经准备好继续完成你的另一幅画呢。

该回应主要关注于杰森对游戏以及正在发生的事情的解释。

莎莉：是的。我想把它带回家。

治疗师：你想把它带回家，也许可以和你的爸爸妈妈分享。

该回应的第一部分是内容的反映。但第二部分假设了莎莉的意图。这个假设可能在告诉孩子必须这样做才是正确的。

莎莉：(画着画着，孩子把蜡笔全部放了回去，桌子上什么也不剩。)

治疗师：你把所有东西都放回去了。你在家里和学校也是这么井井有条的吧。

治疗师将莎莉的行为泛化到了游戏室外的情境。也许治疗师在尝试鼓励莎莉说更多的话。但是，在治疗期间，我们要关注孩子在治疗过程中的行为，而不是治疗外的事情。

莎莉：有时候吧。(离开桌子，开始环顾房间寻找其他玩具。)

治疗师：看起来你可能想做别的事情。如果你愿意，你可以玩玩具。

治疗师似乎在鼓励孩子的某些行为。治疗师应该留点时间给莎莉自己决定如何度过治疗时间。

更正后的互动

摘录 2：治疗师遵循了孩子的引领，并且没有强迫孩子进行语言表达。

该互动显示了当孩子在治疗期间不说话时，治疗师该如何追随孩子的引导并与孩子互动。

莎莉：（进入游戏室，环顾四周。走向手工桌。）

治疗师：看起来，你找到了自己想做的东西。   此回应强调了孩子的状态，而没有暗示孩子该如何去使用游戏室的材料。

莎莉：（开始画画，没有看治疗师。画画时用手遮掩自己的画。）

治疗师：你正在努力画画。   此回应侧重于莎莉的努力，而不是结果。

莎莉：（没有回应治疗师，转而在画架上画画。）

治疗师：你已经准备好做其他事情了。你找到了你想要的东西。   该回应重点关注莎莉以自己想要的方式做出选择和使用治疗时间的能力。这也让孩子知道治疗师没有期待她必须要做什么。

莎莉：（开始使用各种颜料认真地画彩虹。尽力确保各种颜色没有重合；在彩虹下画了一朵花，在角落画了一个太阳。）

治疗师：你很认真。你想确保它就是你想要的样子。   治疗师回应了莎莉的努力。虽然孩子没有说话，但治疗师还是在尽力沟通。

莎莉：（画完后，退了几步，看着自己的画。然后回到手工艺桌，继续完成她一开始画的那幅画。）

治疗师：你正在检查你的画。看起来你很满意你的作品。

该回应关注莎莉对自己的作品的感受。这也表明了莎莉如何在不使用言语的情况下表达自己的感受。游戏治疗师必须关注治疗期间发生的所有行为，以充分了解孩子。

莎莉：我可以带这个回家吗？

治疗师：你可以自己决定。

该回应让孩子自己决定如何处理这幅画。

莎莉：（画着画着，孩子把蜡笔全部放了回去，桌子上什么也不剩。）

治疗师：完成后，你会确保物归原处。

该回应在关注孩子在游戏中的行为。它让孩子明白治疗师一直在关注她。

莎莉：（离开桌子，开始环顾房间寻找其他玩具。）

治疗师：你正在看房间里还有什么。

该回应主要关注孩子的行为，没有强迫孩子如何使用游戏室的材料。这使得莎莉能够继续主导治疗。

摘自第四次游戏治疗

学习目标：游戏治疗师跟随孩子的引导。

该段摘录告诉我们，即使孩子没有说话，治疗师也要跟随孩子的引导。在第一部分的摘录中，治疗师引领了治疗进程，试图让孩子参与其他互动性的活动。在第二部分中，治疗师遵循了莎莉的引导。

初始互动

摘录 1：治疗师夺走了孩子的主导权，并指导了游戏活动内容。

简述

此摘录发生在第四次治疗期间。莎莉仍然喜欢工艺品活动，但逐渐开始使用其他材料游戏，并学会玩完玩具后不强迫自己收拾玩具。

莎莉：（玩沙箱游戏；用漏勺将沙子筛到桶里。）

治疗师：你正在把它放在那里。你可以使用沙箱中的其他玩具。

治疗师开始鼓励（引导）孩子使用其他材料。以儿童为中心的游戏治疗师应相信孩子有能力在治疗期间使用他们需要的东西来表达自己。

莎莉：（继续筛沙；玩着玩着，一部分沙子落在游戏室的地板上；她停止了游戏，看了看治疗师。）

莎莉似乎不太确定是否可以把游戏室里的东西弄乱。她此前的游戏行为表明她倾向于保持游戏室的整洁。

治疗师：你注意到有些沙子掉在地板上了。如果你不喜欢地板上的沙子，或者你可以把它放在这里。那里有一把扫帚（指向扫帚和簸箕）。

基于孩子此前的行为，治疗师认为她愿意在玩完游戏后清洁地板。其实，治疗师还是在主导游戏，而没有让孩子以自己可能想要的方式去保持混乱或整洁。

莎莉：好的。（取扫帚，开始扫地上的沙子。）

治疗师：你决定要扫地。跟我说说你在家里是怎样帮忙做家务的吧。

治疗师正试图让莎莉说更多的话。在游戏室里，孩子可以选择说话或不说话。治疗师需要适应不爱说话的儿童。不爱说话的孩子仍然可以通过活动与治疗师进行沟通。

莎莉：有时我会帮妈妈打扫厨房。在爸爸家时，我只玩儿。

治疗师：所以，你会帮助妈妈打扫，但不太在乎你爸爸的家。

治疗师正在反映内容，但孩子分享的信息是基于治疗师的引导的。

莎莉：是的。不过在爸爸家时，我也要打扫自己的房间。妈妈不喜欢房子乱糟糟的，所以我把玩具都放在我的房间里。

治疗师：你的每个家都有不同的规则。你喜欢把东西收拾干净，还是喜欢把玩具四处放？

> 治疗师继续通过提问来引导治疗进程。莎莉其实会在治疗期间通过游戏来传达她需要的东西。治疗师不要为了满足自己的好奇而提出问题。

莎莉：我不知道。（背对治疗师，开始再次玩沙子；将沙子放进桶里，时不时感受一下手中的沙子。）

> 莎莉对于治疗师引导的治疗过程不太感兴趣。

治疗师：你不太确定。看起来你已经准备好要继续玩沙子。

> 反映内容，承认行为（追踪行为）。

莎莉：（静静地玩沙子；把桶装满后，又将沙子倒回沙箱。）

治疗师：你似乎很喜欢沙子，不过这里还有很多玩具呢。如果你愿意，我们可以一起玩。

> 治疗师试图通过这句话主导治疗过程，让孩子转而玩其他玩具。治疗师只是在满足自己的治疗进展需求，按照自己认为的方式让孩子参与一些互动性更强的活动。

莎莉：好的。（望向治疗师，但手还放在沙子里。）

> 莎莉可能会觉得她必须要参加这些活动。

治疗师：那里有一个玩偶之家，我们可以玩娃娃。

> 治疗师现在处于完全主导的地位。莎莉再也无法在游戏治疗期间解决她想要解决的问题。

更正后的互动

摘录 2：治疗师遵循孩子的引导，且不强迫孩子表达。

该互动显示了当孩子在治疗期间不说话时，治疗师该如何追随孩子的引导并与孩子互动。同时，以下内容也体现了孩子在 4 次治疗后，其游戏行为有何变化。

莎莉:（玩沙箱游戏;用漏勺将沙子筛到桶里。）

治疗师: 你正在把它放在那里。	承认了孩子的行为（追踪性回应）。让孩子知道治疗师专注于她。
莎莉:（继续筛沙;玩着玩着,一部分沙子落在游戏室的地板上;她停止了游戏,看了看治疗师。）	治疗师回应了孩子的感受,也让孩子知道她可以决定如何处理地板上的沙子,且明白地板脏一些也没关系。
治疗师: 沙子掉在地上了,你不太确定该如何处理。其实,沙子时不时会掉在地板上。	基于孩子此前的行为,治疗师认为她愿意在玩完游戏后清洁地板。其实,治疗师还是在主导游戏,而没有让孩子以自己可能想要的方式去保持混乱或整洁。
治疗师: 你真的很喜欢玩沙子。	通过回应莎莉对沙子游戏的感受,治疗师其实在告诉孩子:我和你同在,在游戏室里,你可以不管地上的沙子。
莎莉:（环顾房间,将更多的玩具放在沙子里;开始把沙子倒进厨房玩具区域的锅碗瓢盆里。）	莎莉学会了随意使用游戏室里的材料。她开始探索游戏室,玩更多的玩具。
治疗师: 放一些在这里,放一些沙子在那里。	承认了孩子的行为（追踪性回应）。
莎莉:（把厨具拿到炉子旁,开始做饭;看起来很满意自己的这个想法。）	
治疗师: 你正在那里做饭,你很开心。	治疗师继续追随莎莉的引导,并回应了莎莉表达的任何感受,包括非言语的感受。孩子会通过游戏室的活动表达许多东西。治疗师必须学会用眼睛去看,而不仅仅是用耳朵去听。

莎莉：（继续做饭，然后将"食物"放在一个盘子和一个杯子上；一个给治疗师，一个给自己。）

莎莉现在正与治疗师建立联系。这表明了孩子如何在没有使用语言的情况下建立连接。

治疗师：你给我们俩都做了吃的。

该回应关注了孩子与治疗师建立连接的方式。

莎莉：（假装在吃；然后开始清理食物玩具，并把沙子倒回沙箱里。这时，又有一些沙子掉在了地上。）

治疗师：吃完了。你决定要把东西放回去。

治疗师专注于莎莉"把东西放回去"的决定。莎莉越来越适应了，甚至没有理会掉在地上的沙子。治疗师成功营造了一个让孩子能够随心"捣乱"的环境。这也显示了孩子在治疗中取得的进步。

第18章

案例研究：性侵犯与创伤

受性侵犯和创伤的影响，5 岁的贝基被母亲带来接受治疗。侵犯贝基的是一个 8 岁小男孩，名为乔伊。性侵发生前，贝基和母亲一直是乔伊和他母亲的好朋友。贝基的母亲已经向虐待儿童保护服务机构上报了该案件，并试图寻求游戏治疗的帮助。贝基的母亲还说，贝基经常告诉其他人（哪怕是不太熟悉的人）自己曾被性侵。除了这次性侵外，贝基 4 岁时还经历了一次创伤性事件。当时，贝基的母亲昏倒了，贝基拨打了 911 报警电话寻求帮助。

在治疗过程中，贝基非常多言而活跃。贝基在第一次游戏治疗期间谈了一次性侵的经历，但自那之后就没有提过了。她经常与治疗师进行互动，并时常分享过去一周的经历。

摘自第一次游戏治疗

学习目标：反映孩子的感受，整合使用不同类型的治疗性回应。

在第一段摘录中，治疗师错过了反映孩子的感受和做出其他治疗性回应的机会。在更正的部分中，治疗师适当地使用了各种治疗性回应。

初始互动

摘录 1：在下面的摘录中，治疗师没有反映孩子的感受。

本互动发生于第一次游戏治疗开始 10 分钟后。贝基正在探索房间里的玩具，并发现了她感兴趣的东西。她在治疗期间非常善于言辞。

贝基：（拿起医药箱。）我知道这是用来干什么的。

治疗师：你知道它用来做什么；看起来你准备在这里使用它呢。

治疗师以"反映内容"的方式开启了本次治疗。

贝基：（看着医药箱，说）乔伊和我发生了性关系。

贝基的母亲报告说，贝基经常和其他人（哪怕是不太熟悉的人）谈起自己曾被性侵。妈妈觉得贝基对这段经历的态度过于开放了。

治疗师：是的。告诉我发生了什么事。

治疗师此时正在寻找信息。在处理性侵犯（虐待）时，治疗师通常认为他们需要收集更多信息以"修复"孩子对虐待的感受。在以儿童为中心的游戏治疗中，治疗师需要跟随孩子的引导，并相信他们会表达出那些能够帮助他们处理侵犯或虐待的内容。

贝基：他在他家里和我发生了性关系。然后我告诉了妈妈。他惹上事了。

贝基告诉治疗师她是如何理解这件事的。这证明了治疗师在寻找信息时，可能未必能够得到想要的结果。

治疗师：所以你知道乔伊不应该这样对你。

治疗师进入了"教育"模式。治疗师正在教贝基"普通的触碰"与"私密的触碰"有何区别。虽然这是很重要的信息，但游戏室是一个贝基可以以她需要的方式表达自己感受的地方。

贝基：（从医药箱里拿起一管针，走向治疗师。）是的。妈妈告诉我这就是我要来这里玩的原因。

治疗师：所以，你知道你来这里是要谈论乔伊对你的所作所为。

治疗师反映了内容，强化了贝基的母亲说的话，并开始引导孩子。在游戏室里，贝基要用她自己的方式去处理她的感受，而不应被迫谈论性侵事件。

贝基：是的。（将针递给治疗师，掀起自己的衣服，向治疗师展示她的臀部。）你是医生，在这里给我打一针。

贝基开始游戏了。贝基的行为体现出她的边界感可能比同龄小孩略低。

治疗师：好的。（接过针，往贝基屁股打了一针。）现在我们在打了针的地方贴个创可贴吧。

治疗师参与了游戏，没有重视或重新引导"贝基想要在臀部（掀开衣服）打针"这件事。治疗师应该要重新引导贝基，把针打在其他地方，如手臂。治疗师没有这样做。相反，她让贝基有机会继续这个游戏，没有维持好适当的边界感。

贝基：现在轮到我了。（开始掀开治疗师的衣服，要往治疗师臀部打一针。）

治疗师：我不想在屁股上打针。你可以打在其他地方。

治疗师需要在治疗期间设定个人边界。但在设定界限时，治疗师要强调这个边界是治疗师自己的边界，与是否接受孩子没有关系。治疗师还应为孩子提供可选择的替代方案。

贝基：但在医院的时候，医生就是在屁股上打针的呀。所以我也要打在你的屁股上。

治疗师：我不想在屁股上打针。你可以听听我的心跳。（看了看医药箱，把听诊器递给了贝基。）

治疗师错过了回应贝基的感受的机会。为了不让贝基感到太失望，治疗师重新引导了贝基的行为，并开始引领治疗过程。

贝基：好的。（戴上听诊器，听了听治疗师的心跳。）我听到你的心脏在快速跳动。

治疗师：你听了我的心跳。如果你愿意，我现在也可以听你的心跳。

治疗师正在继续该游戏，哪怕贝基没有要求治疗师继续。

更正后的互动

摘录 2：治疗师反映了孩子的感受。

贝基：（拿起医药箱。）我知道这是用来干什么的。

治疗师：你知道它用来做什么；看起来你准备在这里使用它呢。

治疗师以"反映内容"的方式开启了本次治疗。

贝基：（看着医药箱，说）乔伊和我发生了性关系。

贝基的母亲报告说，贝基经常和其他人（哪怕是不太熟悉的人）谈起自己曾被性侵。妈妈觉得贝基对这段经历的态度过于开放了。

治疗师：你知道乔伊对你做了什么，但你不喜欢这件事。

在这一刻，治疗师专注于贝基的感受。贝基因而可以做自己想做的事、用自己的方式表达她对性侵的感受。

贝基：不喜欢，他不能再这样做了。我再也不要和乔伊一起玩了。（声音很悲伤。拿着医药箱走向治疗师。）

贝基直言不讳地告诉治疗师她不想要什么以及性侵如何影响她。

治疗师：所以，你知道乔伊不能再这样伤害你了。但你好像有点难过，因为不能再和乔伊一起玩了。

治疗师反映了贝基可能想要表达的感受。有时，治疗师可能很难在游戏治疗中识别孩子的感受。然而，当治疗师试图去理解孩子的感受时，孩子会让治疗师知道他的理解是否正确。

贝基：（打开了医药箱，将针递给治疗师；掀起自己的裙子，向治疗师展示她的臀部。）你是医生，在这里给我打一针。

贝基开始玩其他游戏了。

治疗师：我知道你想要我给你在那里打一针，但我选择不在你的屁股上打针。你可以选择让我在你的手臂上打针。	治疗师使用 ACT 设限模型在治疗中设定个人限制。治疗师在必要时需要示范一下如何设定边界。这也让治疗师能够继续"接受"孩子。
贝基：（放下衣服，卷起袖子。）好吧，在我手臂上打针吧。	贝基回应了。
治疗师：告诉我你希望我怎么样打针吧。	治疗师按照贝基的要求参与到游戏之中。通过询问贝基她希望治疗师如何打针，治疗师让贝基处于主导的位置。
贝基：（将针递给治疗师，用手指示范该如何打针。）你把手指放在这里，推一下。	
治疗师：（给贝基打了一针。）是要放在这里，然后像这样推吗？	治疗师跟随了贝基的引导，按照贝基的要求进行游戏，而没有越过"指令"做其他事情。
贝基：（拿过针，往治疗师手臂上打了一针。）现在轮到我给你打针了。	
治疗师：你决定像刚才一样给我打一针。	治疗师很重视与贝基的联结（用相同的方式给治疗师打一针）。
贝基：是的。（戴上听诊器，听了听治疗师的心跳。）用这个我可以听到你的心跳。	
治疗师：你知道如何使用它。你很自豪你知道怎么用这些东西。	治疗师回应了贝基的情绪。

　　在更正的部分中，治疗师没有强迫贝基讨论性侵事件。相反，治疗师让孩子在准备好的时候用自己的方式处理感受和想法，从而逐步解决问题。尽管贝基没有详细提及性侵事件，但治疗师创造了一个良好的环境。在这个环境中，孩子知道自己在准备好的时候可以开口讲这件事。在接下来的治疗过

程中，贝基没有讨论她的性侵问题。相反，她专注于日常生活经历的感受。

摘自第六次游戏治疗

学习目标：只在孩子的引导下参与游戏。

在第一段摘录中，治疗师参与了游戏，并急迫询问孩子游戏的意义。（这是贝基第一次在游戏室扮演这个场景。）在更正的部分中，治疗师只在孩子引导下参与游戏，并且没有试图强迫孩子解释游戏的意义。

初始互动

摘录1：在下面的摘录中，治疗师与孩子一起参与游戏，并试图让孩子解释游戏的意义。

贝基：我想演警察。（在架子上拿出手铐。）

治疗师：你知道今天想做什么。	促进决策。
贝基：（拿出枪，放在口袋里；戴上警察帽子走向治疗师。）现在你是坏人，你要入狱。	
治疗师：坏人要去监狱。坏人做了什么让他一定要坐牢呢？	治疗师试图让贝基解释她的游戏。在游戏室里，游戏的意义在于游戏本身。如果治疗师能够给孩子营造一个安全的环境，孩子能够表达出她所需要表达的东西，哪怕治疗师不理解其意义。
贝基：（声音很低沉。）伸出你的手。你要坐牢了。	
治疗师：你要带我去监狱。我做了什么要坐牢呢？（伸出双手，贝基把手铐铐在治疗师的手上。）	治疗师再次寻找该游戏的意义，并试图让贝基解释她的行为。治疗师应该信任孩子，并专注于贝基所表达的内容，而不是她扮演警察的原因。

贝基：你自己知道你做了什么！走吧。
（拉着治疗师的胳膊，让她站起来。）

治疗师：（站了起来，跟随贝基。）你现在正把我带到监狱。你知道坏人会有怎样的下场。

反映内容。治疗师正在追随孩子的引导，但治疗师让自己处于一个可能无法观察孩子在游戏室的行为的位置。

贝基：（在房间里走了一圈，把治疗师带到玩偶剧场后面。）待在那里，我不让你出来你就不能出来。

治疗师：你把我关在监狱里。坏人要在监狱待多久呢？

继续逼孩子解释游戏背后的意义。

贝基：（假装在开车。）我要出去找更多的坏人。（拉开剧场的幕布，让治疗师出来。）现在轮到你做警察了，我是坏人。

治疗师：现在我们要换过来了。我为什么要把你送进监狱呢？

贝基没有回应治疗师此前的问题，但治疗师仍在继续问贝基游戏的意义。当治疗师一直在问问题时，治疗师就主导了治疗过程。孩子无法自由选择在游戏中解决什么问题。

贝基：（解开手铐，递给治疗师。）因为我是坏人。现在把我铐起来。

治疗师：你做了什么让你变成一个坏人呢？（开始把手铐铐在贝基手上。）

治疗师继续问问题。为了鼓励贝基引导治疗过程，治疗师应该向贝基询问如何戴上手铐（如，手放在背后或前方）。即使被要求参加游戏，治疗师也应该让孩子去引导游戏的方式。

贝基：（戴着手铐的贝基走向了玩偶剧场。）现在是时候把我关进监狱了。

治疗师：现在你要坐牢了，你最好待在那里。　开始在游戏中进行角色扮演，但没有遵循贝基的引导。

更正后的互动

摘录2：治疗师跟随了孩子的引导，没有试图让孩子解释游戏背后的意义。

贝基：我想演警察。（在架子上拿出手铐。）

治疗师：你知道今天想做什么。　促进决策。

贝基：（拿出枪，放在口袋里；戴上警察帽子走向治疗师。）现在你是坏人，你要入狱。

治疗师：你决定让我扮演坏人，你要把我带进监狱。　治疗师跟随了贝基的引导，而没有试图让她解释背后的原因。以儿童为中心的治疗师应当信任孩子表达自己的能力。

贝基：（声音很低沉。）伸出你的手。你要坐牢了。

治疗师：（伸出双手，贝基把手铐铐在治疗师的手上。）你知道如何使用这个东西，你正在把它戴在我的手上。　治疗师继续跟随了贝基的引导，并对孩子使用游戏室玩具的能力做出了鼓励性的回应。

贝基：（拉着治疗师的胳膊，让她站起来。）现在，我们走吧。是时候带你去监狱了。

治疗师：（留在椅子上。）我知道你想把我带进监狱，但我选择坐在我的椅子上。你可以选择假装椅子就是监狱。　ACT设限模型。治疗师限制了活动范围。这样治疗师就能够在游戏过程中一直观察贝基的活动。

贝基：（假装把治疗师关进监狱。）待在那里，我不让你出来你就不能出来。

治疗师：你做了决定，你把我关进监　治疗师回应了贝基的控制欲。
狱里。

贝基：（假装在开车。）我要出去找更多
的坏人。（拉治疗师出来，解开手铐。）
现在轮到你做警察了，我是坏人。

治疗师：现在我们要换人了；你让我做　治疗师跟随了贝基的引导。
警察，你做惹麻烦的那个人。

贝基：（开始戴上手铐。）现在我是坏人，
我一定要被关在监狱里。（走到玩偶剧场，
一脸悲伤，坐了下来。）

治疗师：你决定要把自己关在后面的监　治疗师跟随了贝基的引导，并回应了她
狱里。你不喜欢坐牢。　的感受。尽管治疗师可能不理解为什么
　贝基要开始这种类型的游戏，但她相信
　孩子正在以自己需要的方式表达自己。

贝基：（从玩偶剧场后面走出来，并放下
手铐。）我们做点别的吧。（走向画画区。）

治疗师：这个玩完了，你准备好玩下一　反映内容。
个活动了。

　　在这一部分中，治疗师使用了几种治疗性回应，从而让贝基表达出她所
需要的东西。这是贝基第一次演这个场景。虽然治疗师不理解这个游戏，但
治疗师没有逼着孩子解释。治疗结束后，治疗师咨询了家长。母亲报告说
贝基的父亲上周因酒驾被逮捕了。这说明了贝基正在利用游戏室来解决日常
生活经历中的问题。治疗师只需要创造一个良好的环境让贝基表达其感受即
可，无须急迫了解为什么她要扮演警察。通过治疗师的回应，贝基以自己需
要的方式表达了自己。

培训与督导

接下来的章节专为培训和临床实践中的游戏治疗师督导而设计。

"培训和督导"的第一部分为基础内容，旨在帮助治疗师学习和整合以儿童为中心的游戏治疗的基本技术。以下是 6 项基本技术。游戏治疗师督导每次可讲解和练习其中的一个技术。

* 承认非言语行为

* 反映内容

* 反映感受

* 促进决策力与责任感

* 促进自尊和鼓励

* 设置限制

第二部分为视频回顾与反馈，可用于被督导、自我督导或同辈督导。前面的记录表分别对应了上述的 6 种基础技术，后面的两个记录表则侧重于如何整合 6 种治疗性回应。

在正式督导前，治疗师可以在回顾视频的时候填写下文的记录表，从而提升对自己的优势和成长的认识。

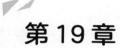

第 19 章

角色扮演练习与反馈格式

角色扮演：承认非言语行为

督导示范

1. 首先，督导或讲师向个人、团体或班级示范技术。
2. 找一个人扮演孩子的角色，只玩玩具不说话。
3. 督导或讲师使用会话式的、真诚的治疗性回应来承认孩子的非言语行为（数次）。

只使用适用于孩子无口头交流情况下的治疗性回应，不要使用"促进自尊""促进决策力"等回应。承认非言语行为的回应能够让孩子明白治疗师与其同在、关心并想要了解孩子。这些回应是与无言语沟通的孩子建立联结的一种方法，能够创造安全和关爱的环境。

▶▶❙ ///////////////////////////

示例

下面这位游戏治疗师正在用真诚、对话般的方式描述孩子的行为。

孩子：（孩子正在玩娃娃和娃娃屋。）

治疗师：你正在把那两个东西放在这里。

//

两人一组或三人一组进行练习

4. 为个人、团体或班级提供练习此技能的机会。三人一组为佳。一人扮演孩子，一人扮演游戏治疗师，一人扮演观察者。观察者需将游戏治疗师的每个回应记录下来。

游戏治疗师承认自己的优点和不足

5. 角色扮演持续 2~3 分钟。结束后，游戏治疗师描述自己有哪些地方做得好，有哪些地方还需要改善。

观察者回顾治疗师的每个回应

6. 观察者大声朗读游戏治疗师的每一条治疗性回应，且复印一份记录给该游戏治疗师。

"孩子"的回应

7. 扮演孩子的人向游戏治疗师提供具体的反馈，表明游戏治疗师的反应如何影响他。

观察者：在带数字编号的那一行记录治疗性回应。

游戏治疗师：在第二行（数字编号下方的行）改良你的治疗性回应（如有需要）。

1. _____
   _____

2. _____
   _____

3. _____
   _____

4. _____
   _____

5. _____
   _____

角色扮演：反映内容

督导示范

1. 首先，督导或讲师向个人、团体或班级示范技术。
2. 找一个人扮演孩子的角色，开始玩各式各样的玩具。"孩子"需要用语言描述游戏过程（如"这两个人在生对方的气，他们要打架了"）。
3. 督导或讲师使用会话式的、真诚的治疗性回应来反映内容。

只使用适用于孩子正在进行口头交流情况下的治疗性回应，不要使用"促进自尊""促进决策力"等回应。反映内容的回应能够让孩子知道：治疗师正在倾听并理解他在说的内容。反映内容是与孩子联系、营造安全和关怀的环境的另一种方式。

▶▶▶ /////////////////////////

示例

下面这位游戏治疗师正在用真诚、对话般的方式描述他听到的内容。

孩子：（孩子正在玩娃娃和玩偶之家。）这些人（两个成人娃娃）没有多少钱。但他们心中充满了爱。他们会接走没有父母的孩子并照顾他们。

治疗师：这对善良的夫妇要照顾这些孩子。

两人一组或三人一组进行练习

4. 为个人、团体或班级提供练习此技能的机会。三人一组为佳。一人扮演孩子，一人扮演游戏治疗师，一人扮演观察者。观察者需将游戏治疗师的每个回应记录下来。

游戏治疗师承认自己的优点和不足

5. 角色扮演持续 2~3 分钟。结束后，游戏治疗师描述自己有哪些地方做得好，有哪些地方还需要改善。

观察者回顾治疗师的每个回应

6. 观察者大声朗读游戏治疗师的每一条治疗性回应，且复印一份记录给该游戏治疗师。

"孩子"的回应

7. 扮演孩子的人向游戏治疗师提供具体的反馈，表明游戏治疗师的反应如何影响他。

观察者： 在带数字编号的那一行记录治疗性回应。

游戏治疗师： 在第二行（数字编号下方的行）改良你的治疗性回应（如有需要）。

1. _____

　_____

2. _____

　_____

3. _____

　_____

4. _____

　_____

5. _____

　_____

角色扮演：反映感受

督导示范

1. 首先，督导或讲师向个人、团体或班级示范技术。

2. 找一个人扮演孩子的角色，开始玩各式各样的玩具。"孩子"需要说出一些包含感受的话去描述游戏过程。（具体场景如孩子兴奋地进入游戏室；积木拼不起来很沮丧；用玩具表达悲伤、快乐或愤怒等。）如此一来，治疗师有机会反映孩子或孩子在扮演的角色（或在玩的玩具）的感受。

3. 督导或讲师使用会话般、真诚的治疗性回应来反映感觉。治疗师的语调应与儿童的情感一致。

此技术适用于在表达感受的儿童。当治疗师识别和承认了孩子的感受后，孩子将学会更好地了解自己的感受，并且能够将其感受传达给他人。游戏治疗师需要仔细聆听孩子的语调、语言，观察其非言语行为和面部表情，以准确地反映孩子的感受。准确的回应能够帮助孩子更深刻地认识到自己是被理解的。

▶▶▶ //////////////////////////////

示例

孩子：（孩子正在玩玩偶和玩偶之家。）这些人（两个成人娃娃）没有多少钱。但他们心中充满了爱。他们会接走没有父母的孩子并照顾他们。（声音听起来很开心。）

治疗师：孩子们很开心，这对情侣会去接走他们并照顾他们。

//

两人一组或三人一组进行练习

4. 为个人、团体或班级提供练习此技能的机会。三人一组为佳。一人扮演孩子，一人扮演游戏治疗师，一人扮演观察者。观察者需将游戏治疗师的每个回应记录下来。

游戏治疗师承认自己的优点和不足

5. 角色扮演持续 2~3 分钟。结束后，游戏治疗师描述自己有哪些地方做得好，有哪些地方还需要改善。

观察者回顾治疗师的每个回应

6. 观察者大声朗读游戏治疗师的每一条治疗性回应，且复印一份记录
给该游戏治疗师。

"孩子"的回应

7. 扮演孩子的人向游戏治疗师提供具体的反馈，表明游戏治疗师的反
应如何影响他。

观察者：在带数字编号的那一行记录治疗性回应。

游戏治疗师：在第二行（数字编号下方的行）改良你的治疗性回应（如
果需要）。

1.＿＿＿＿＿＿＿＿＿＿＿＿＿＿＿＿＿＿＿＿＿＿＿＿＿＿＿

＿＿＿＿＿＿＿＿＿＿＿＿＿＿＿＿＿＿＿＿＿＿＿＿＿＿＿＿

2.＿＿＿＿＿＿＿＿＿＿＿＿＿＿＿＿＿＿＿＿＿＿＿＿＿＿＿

＿＿＿＿＿＿＿＿＿＿＿＿＿＿＿＿＿＿＿＿＿＿＿＿＿＿＿＿

3.＿＿＿＿＿＿＿＿＿＿＿＿＿＿＿＿＿＿＿＿＿＿＿＿＿＿＿

＿＿＿＿＿＿＿＿＿＿＿＿＿＿＿＿＿＿＿＿＿＿＿＿＿＿＿＿

4.＿＿＿＿＿＿＿＿＿＿＿＿＿＿＿＿＿＿＿＿＿＿＿＿＿＿＿

＿＿＿＿＿＿＿＿＿＿＿＿＿＿＿＿＿＿＿＿＿＿＿＿＿＿＿＿

5.＿＿＿＿＿＿＿＿＿＿＿＿＿＿＿＿＿＿＿＿＿＿＿＿＿＿＿

＿＿＿＿＿＿＿＿＿＿＿＿＿＿＿＿＿＿＿＿＿＿＿＿＿＿＿＿

角色扮演：
整合"承认非言语行为""反映内容"及"反映感受"

督导示范

1. 首先，督导或讲师向个人、团体或班级示范如何整合这3种技术。
2. 找一个人扮演孩子的角色，开始玩各式各样的玩具。游戏内容需包含动作、言语内容和感受，从而让治疗师能够整合3种回应。
3. 督导或讲师使用会话般、真诚的治疗性回应来承认非言语行为、反映内容并反映感受。

治疗师需要专注于与孩子建立关系，同时创造一个安全和关爱的环境。这样孩子才能够通过游戏自由表达感受、担忧及生活经历。

游戏治疗师需要倾听并反映孩子的感受和内容。如果没有可以反映感受或内容的机会，游戏治疗师可以以真诚和对话般的方式承认孩子的非言语行为。

▶▶▶ ///////////////////////////

示例

孩子：（控制两个成人娃娃走进屋里。）

治疗师：你在让那两个人走进房子。

孩子：（孩子正在玩玩偶和玩偶之家。）这些人（两个成人娃娃）没有多少钱。但他们心中充满了爱。

治疗师：虽然这对情侣没有多少钱，但他们有很多爱。

孩子：他们会接走没有父母的孩子并照顾他们。（声音听起来很开心。）

治疗师：这些孩子很高兴，因为这对善良的情侣会照顾他们。

//

两人一组或三人一组进行练习

4. 为个人、团体或班级提供练习此技能的机会。三人一组为佳。一人扮演孩子，一人扮演游戏治疗师，一人扮演观察者。观察者需将游戏治疗师的每个回应记录下来。

游戏治疗师承认自己的优点和不足

5. 角色扮演约持续 5 分钟。结束后，游戏治疗师描述自己有哪些地方做得好，有哪些地方还需要改善。

观察者回顾治疗师的每个回应

6. 观察者大声朗读游戏治疗师的每一条治疗性回应，且复印一份记录给该游戏治疗师。

"孩子"的回应

7. 扮演孩子的人向游戏治疗师提供具体的反馈，表明游戏治疗师的反应如何影响他。

观察者：在带数字编号的那一行记录治疗性回应。

游戏治疗师：在第二行（数字编号下方的行）改良你的治疗性回应（如果需要）。

1._____

　_____

2._____

　_____

3.＿＿＿＿＿＿＿＿＿＿＿＿＿＿＿＿＿＿＿＿＿＿＿＿＿＿＿＿
＿＿＿＿＿＿＿＿＿＿＿＿＿＿＿＿＿＿＿＿＿＿＿＿＿＿＿＿＿＿

4.＿＿＿＿＿＿＿＿＿＿＿＿＿＿＿＿＿＿＿＿＿＿＿＿＿＿＿＿
＿＿＿＿＿＿＿＿＿＿＿＿＿＿＿＿＿＿＿＿＿＿＿＿＿＿＿＿＿＿

5.＿＿＿＿＿＿＿＿＿＿＿＿＿＿＿＿＿＿＿＿＿＿＿＿＿＿＿＿
＿＿＿＿＿＿＿＿＿＿＿＿＿＿＿＿＿＿＿＿＿＿＿＿＿＿＿＿＿＿

6.＿＿＿＿＿＿＿＿＿＿＿＿＿＿＿＿＿＿＿＿＿＿＿＿＿＿＿＿
＿＿＿＿＿＿＿＿＿＿＿＿＿＿＿＿＿＿＿＿＿＿＿＿＿＿＿＿＿＿

7.＿＿＿＿＿＿＿＿＿＿＿＿＿＿＿＿＿＿＿＿＿＿＿＿＿＿＿＿
＿＿＿＿＿＿＿＿＿＿＿＿＿＿＿＿＿＿＿＿＿＿＿＿＿＿＿＿＿＿

8.＿＿＿＿＿＿＿＿＿＿＿＿＿＿＿＿＿＿＿＿＿＿＿＿＿＿＿＿
＿＿＿＿＿＿＿＿＿＿＿＿＿＿＿＿＿＿＿＿＿＿＿＿＿＿＿＿＿＿

9.＿＿＿＿＿＿＿＿＿＿＿＿＿＿＿＿＿＿＿＿＿＿＿＿＿＿＿＿
＿＿＿＿＿＿＿＿＿＿＿＿＿＿＿＿＿＿＿＿＿＿＿＿＿＿＿＿＿＿

角色扮演：促进自尊和鼓励

督导示范

1. 首先，督导或讲师向个人、团体或班级示范技术。

2. 找一个人扮演孩子的角色，开始玩各式各样的玩具。"孩子"需要完成特定的任务（如孩子很努力地堆积木；或尽力让站在军车上的士兵保持平衡，不让他掉下来），从而让治疗师有机会鼓励和促进孩子的自尊。

3. 督导或讲师使用会话式的、真诚的治疗性回应来鼓励和促进儿童的自尊。

该技术主要用于承认孩子在过程中投入的努力（如治疗师承认孩子在画画、建造塔楼等过程中的努力）。通过承认孩子的努力，孩子将学会内化这些信息，承认自己投入的努力，而不会寻求他人（外部）的赞扬和批准。

▶▶ //////////////////////////////

示例

孩子：（孩子正在玩玩偶和玩偶家庭；花了几分钟给娃娃换上衣服和裤子；虽然孩子中途有所犹豫，但没有放弃；孩子曾寻求治疗师的帮助。）这衣服真难穿呀。

治疗师：你正在努力帮这两个人穿衣服。

//

两人一组或三人一组进行练习

4. 为个人、团体或班级提供练习此技能的机会。三人一组为佳。一人扮演孩子，一人扮演游戏治疗师，一人扮演观察者。观察者需将游戏治疗师的每个回应记录下来。

游戏治疗师承认自己的优点和不足

5. 角色扮演持续 2~3 分钟。结束后，游戏治疗师描述自己有哪些地方做得好，有哪些地方还需要改善。

观察者回顾治疗师的每个回应

6. 观察者大声朗读游戏治疗师的每一条治疗性回应，且复印一份记录给该游戏治疗师。

"孩子"的回应

7. 扮演孩子的人向游戏治疗师提供具体的反馈，表明游戏治疗师的反应如何影响他。

观察者： 在带数字编号的那一行记录治疗性回应。

游戏治疗师： 在第二行（数字编号下方的行）改良你的治疗性回应（如果需要）。

1.＿＿＿＿＿＿＿＿＿＿＿＿＿＿＿＿＿＿＿＿＿＿＿＿＿＿＿＿

＿＿＿＿＿＿＿＿＿＿＿＿＿＿＿＿＿＿＿＿＿＿＿＿＿＿＿＿＿

2.＿＿＿＿＿＿＿＿＿＿＿＿＿＿＿＿＿＿＿＿＿＿＿＿＿＿＿＿

＿＿＿＿＿＿＿＿＿＿＿＿＿＿＿＿＿＿＿＿＿＿＿＿＿＿＿＿＿

3.＿＿＿＿＿＿＿＿＿＿＿＿＿＿＿＿＿＿＿＿＿＿＿＿＿＿＿＿

＿＿＿＿＿＿＿＿＿＿＿＿＿＿＿＿＿＿＿＿＿＿＿＿＿＿＿＿＿

4.＿＿＿＿＿＿＿＿＿＿＿＿＿＿＿＿＿＿＿＿＿＿＿＿＿＿＿＿

＿＿＿＿＿＿＿＿＿＿＿＿＿＿＿＿＿＿＿＿＿＿＿＿＿＿＿＿＿

5.＿＿＿＿＿＿＿＿＿＿＿＿＿＿＿＿＿＿＿＿＿＿＿＿＿＿＿＿

＿＿＿＿＿＿＿＿＿＿＿＿＿＿＿＿＿＿＿＿＿＿＿＿＿＿＿＿＿

角色扮演：促进决策力与责任感

督导示范

1. 首先，督导或讲师向个人、团体或班级示范技术。
2. 找一个人扮演孩子的角色，开始玩各式各样的玩具。"孩子"需要用语言描述游戏过程，其中包含"犹豫不决""依赖"等元素（如"我不知道该怎么做""我该玩什么呢？""这是干什么用的？"等）。这种类型的语言表达为治疗师提供了一个做出回应的机会，以促进孩子的决策力与责任感。
3. 督导或讲师使用会话式的、真诚的治疗性回应来促进孩子的决策力和责任感。

该技术适用于那些一直在寻求帮助和指导、总得依赖大人去做决定的小孩子。通过"促进决策力与责任感的回应"，孩子将学会在没有成年人帮助的情况下做出适合其年龄的决定，并为自己的行为承担更大的责任。

▶▶ ////////////////////////////

示例

孩子：（看着玩偶之家里的几个娃娃。）我应该玩哪个呢？

治疗师：你可以自己决定玩哪个。

两人一组或三人一组进行练习

4. 为个人、团体或班级提供练习此技能的机会。三人一组为佳。一人扮演孩子，一人扮演游戏治疗师，一人扮演观察者。观察者需将游戏治疗师的每个回应记录下来。

游戏治疗师承认自己的优点和不足

5. 角色扮演持续 2~3 分钟。结束后，游戏治疗师描述自己有哪些地方做得好，有哪些地方还需要改善。

观察者回顾治疗师的每个回应

6. 观察者大声朗读游戏治疗师的每一条治疗性回应，且复印一份记录给该游戏治疗师。

"孩子"的回应

7. 扮演孩子的人向游戏治疗师提供具体的反馈，表明游戏治疗师的反应如何影响他。

观察者：在带数字编号的那一行记录治疗性回应。

游戏治疗师：在第二行（数字编号下方的行）改良你的治疗性回应（如果需要）。

1. _____

   _____

2. _____

   _____

3. _____

   _____

4.＿＿＿＿＿＿＿＿＿＿＿＿＿＿＿＿＿＿＿＿＿＿＿＿＿＿＿＿＿
　＿＿＿＿＿＿＿＿＿＿＿＿＿＿＿＿＿＿＿＿＿＿＿＿＿＿＿＿＿

5.＿＿＿＿＿＿＿＿＿＿＿＿＿＿＿＿＿＿＿＿＿＿＿＿＿＿＿＿＿
　＿＿＿＿＿＿＿＿＿＿＿＿＿＿＿＿＿＿＿＿＿＿＿＿＿＿＿＿＿

角色扮演：设置限制

督导示范

1. 首先，督导或讲师向个人、团体或班级示范技术。
2. 找一个人扮演孩子的角色，开始玩各式各样的玩具。为治疗师提供设置限制的机会（如孩子用蜡笔在桌面上书写；孩子想要往治疗师的脸上扔塑料蜘蛛等）。
3. 督导或讲师使用冷静而坚定的声音设置限制。

当孩子想要伤害自己或治疗师、破坏玩具和游戏室或即将做一些社交上无法接受的行为时，治疗师可以使用此技术。通过 ACT 设限模型（Landreth，2002），治疗师将承认孩子的感受或欲望（A），以明确和坚定的方式陈述限制，减少权力斗争的机会（C），以及提出一种替代行为（T），从而教导孩子在未来遇到其他限制时寻找替代解决方案。

游戏治疗师需确保完整使用该模型三个元素：

A——承认感受

C——陈述限制

T——提出替换方案

/////////////////////////////

示例

孩子：孩子快速看了治疗师一眼，开始在地上画画。

治疗师：A——你真的想在地板上画画。

    C——但地板不是用来画画的。

    T——你可以在纸上画画。

///

两人一组或三人一组进行练习

4. 为个人、团体或班级提供练习此技能的机会。

三人一组为佳。一人扮演孩子，一人扮演游戏治疗师，一人扮演观察者。观察者需将游戏治疗师的每个回应记录下来。

游戏治疗师承认自己的优点和不足

5. 角色扮演持续 2~3 分钟。结束后，游戏治疗师描述自己有哪些地方做得好，有哪些地方还需要改善。

观察者回顾治疗师的每个回应

6. 观察者大声朗读游戏治疗师的每一条治疗性回应，且复印一份记录给该游戏治疗师。

“孩子”的回应

7. 扮演孩子的人向游戏治疗师提供具体的反馈，表明游戏治疗师的反应如何影响他。

观察者：在带数字编号的区域记录治疗性回应。

游戏治疗师：在没有数字编号的区域改良你的治疗性回应（如果需要）。

1.（A）_____

　（C）_____

　（T）_____

更正后的回应

　（A）_____

　（C）_____

　（T）_____

2.（A）_____

　（C）_____

　（T）_____

更正后的回应

　（A）_____

　（C）_____

　（T）_____

3.（A）_____

　（C）_____

　（T）_____

更正后的回应

　（A）_____

　（C）_____

　（T）_____

第 20 章

视频回顾：发现问题和改善治疗性回应

承认非言语行为

拍摄儿童游戏治疗（或练习）的视频。回顾录像并完成以下任务。

1. 记录所有"承认非言语行为"的回应。
2. 如需修改，请写下修改后的版本。

回顾

1. 把专注点放在孩子身上。（"你正在飙车"而不是"车在飞驰"。）

2. 避免标记孩子尚未标记的物品。（"你将它推入沙子中"而不是"你将这块积木推入沙子里。"）

3. 该回应真诚且口语化吗？使用"承认非言语行为"的次数是否过多（或过少）？

1. _____

1a.＿＿＿＿＿＿＿＿＿＿＿＿＿＿＿＿＿＿＿＿＿＿＿＿＿＿＿

2. ＿＿＿＿＿＿＿＿＿＿＿＿＿＿＿＿＿＿＿＿＿＿＿＿＿＿＿

2a.＿＿＿＿＿＿＿＿＿＿＿＿＿＿＿＿＿＿＿＿＿＿＿＿＿＿＿

3. ＿＿＿＿＿＿＿＿＿＿＿＿＿＿＿＿＿＿＿＿＿＿＿＿＿＿＿

3a.＿＿＿＿＿＿＿＿＿＿＿＿＿＿＿＿＿＿＿＿＿＿＿＿＿＿＿

4. ＿＿＿＿＿＿＿＿＿＿＿＿＿＿＿＿＿＿＿＿＿＿＿＿＿＿＿

4a.＿＿＿＿＿＿＿＿＿＿＿＿＿＿＿＿＿＿＿＿＿＿＿＿＿＿＿

5. ＿＿＿＿＿＿＿＿＿＿＿＿＿＿＿＿＿＿＿＿＿＿＿＿＿＿＿

5a.＿＿＿＿＿＿＿＿＿＿＿＿＿＿＿＿＿＿＿＿＿＿＿＿＿＿＿

6. ＿＿＿＿＿＿＿＿＿＿＿＿＿＿＿＿＿＿＿＿＿＿＿＿＿＿＿

6a.＿＿＿＿＿＿＿＿＿＿＿＿＿＿＿＿＿＿＿＿＿＿＿＿＿＿＿

7. ＿＿＿＿＿＿＿＿＿＿＿＿＿＿＿＿＿＿＿＿＿＿＿＿＿＿＿

7a.＿＿＿＿＿＿＿＿＿＿＿＿＿＿＿＿＿＿＿＿＿＿＿＿＿＿＿

8. ＿＿＿＿＿＿＿＿＿＿＿＿＿＿＿＿＿＿＿＿＿＿＿＿＿＿＿

8a.＿＿＿＿＿＿＿＿＿＿＿＿＿＿＿＿＿＿＿＿＿＿＿＿＿＿＿

9. ＿＿＿＿＿＿＿＿＿＿＿＿＿＿＿＿＿＿＿＿＿＿＿＿＿＿＿

9a.＿＿＿＿＿＿＿＿＿＿＿＿＿＿＿＿＿＿＿＿＿＿＿＿＿＿＿

10. ＿＿＿＿＿＿＿＿＿＿＿＿＿＿＿＿＿＿＿＿＿＿＿＿＿＿＿

10a.＿＿＿＿＿＿＿＿＿＿＿＿＿＿＿＿＿＿＿＿＿＿＿＿＿＿＿

讨论你的优点或仍需改善的地方。例如，你的语调听起来是否真诚且口语化？回应的频率适中吗？

_____

_____

_____

_____

_____

_____

反映内容

拍摄儿童游戏治疗（或练习）的视频。回顾录像并完成以下任务。

1. 记录所有"反映内容"的回应。

2. 如需修改，请写下修改后的版本。

回顾

改述孩子的信息的回应，避免鹦鹉学舌。

1. _____

1a. _____

2. _____

2a. _____

3. _____

3a. _____

4. _____
4a._____

5. _____
5a._____

6. _____
6a._____

7. _____
7a._____

8. _____
8a._____

9. _____
9a._____

10. _____
10a._____

讨论你的优点或仍需改善的地方。例如，你的语调听起来是否真诚且口语化？回应的频率适中吗？回应是否反映了儿童的信息？

_____

_____

_____

_____

_____

_____

_____

反映感受

拍摄儿童游戏治疗（或练习）的视频。回顾录像并完成以下任务。

1. 记录所有"反映感受"的回应。

2. 如需修改，请写下修改后的版本。

回顾

1. 把专注点放在孩子身上。（"你听起来很兴奋"；"你很生气，因为你不能乱扔玩具。"）

2. 尽可能准确地识别孩子的感受。仔细倾听孩子的语气，观察其面部表情和和肢体语言。

3. 有时，游戏治疗师可能会错过反映感受的机会。如果你也错过了，请在第一行写下孩子的回答和行为，并在第二行写下"反映感受"的回应。

4. 使用最左侧那一列记录治疗师的语调是否与孩子的情感一致。（Y=一致；N= 不一致。）

N/Y

_____　1. _____

_____　1a. _____

_____　2. _____

_____　2a. _____

_____ 3. _____

_____ 3a. _____

_____ 4. _____

_____ 4a. _____

_____ 5. _____

_____ 5a. _____

_____ 6. _____

_____ 6a. _____

_____ 7. _____

_____ 7a. _____

_____ 8. _____

_____ 8a. _____

讨论你的优点或仍需改善的地方。例如，你的语调听起来是否真诚且口语化？当孩子口头（或非言语）表达自己的感受时，治疗师是否承认并反映了孩子的感受？是否难以识别或反映某种感受（如快乐、愤怒、悲伤）？

_____

_____

_____

_____

_____

_____

促进自尊和鼓励

拍摄儿童游戏治疗（或练习）的视频。回顾录像并完成以下任务。

1. 记录所有促进孩子自尊和鼓励孩子的回应。

2. 如需修改，请写下修改后的版本。

回顾

1. 某些游戏治疗师时常会"积极评价"孩子（如，你真的很聪明）。这种回应实际上在引导孩子向"外"看。如此一来，孩子将依赖于他人的赞扬和认可。但治疗师真正要做的事情是鼓励孩子学会承认自己的特点和努力。与其说"你真的很聪明"，不如说"你真了解恐龙呢"。这样孩子才能够反思这个"回应"，学会承认自己的技能或能力（如：我对恐龙真的很了解呢。）。

2. 有时，游戏治疗师可能会错过促进儿童自尊的机会。例如，某些治疗师可能会赞扬孩子（"真棒"），而不是鼓励孩子（"你很努力画这幅画"）。如果你也没做对，请在第一行写下你的"夸奖"，并在第二行写下更正后的能够促进自尊和鼓励的回应。

1._____

1a._____

2._____

2a._____

3._____

3a._____

4. _____

4a._____

5. _____

5a._____

6. _____

6a._____

7. _____

7a._____

8. _____

8a._____

讨论你的优点或仍需改善的地方。一般的赞美（如"真棒"）和鼓励之间的主要区别是什么？这两者会如何影响孩子？避免"一般的赞美"对你来说是否很困难？

_____

_____

_____

_____

_____

_____

_____

促进决策力与责任感

拍摄儿童游戏治疗（或练习）的视频。回顾录像并完成以下任务。

1. 记录所有促进孩子决策力与责任感的回应。

2. 如需修改，请写下修改后的版本。

回顾

1. 有时候，孩子明明可以自己完成任务或做决定，但仍然会寻求他人的帮助。游戏治疗师要学会鼓励孩子在没有帮助的情况下做出决定或完成任务（如"你可以决定自己想做些什么"）。

2. 有些孩子需要额外的机会培养主动性和责任感。诸如"你决定穿上披风"或"你有计划了"这样的回应承认了孩子做决定和承担责任的能力。

3. 有时，游戏治疗师可能会错过"促进决策力与责任感"的机会。例如，治疗师可能会回答孩子的某些问题（如，当孩子问："我应该玩沙箱还是玩偶之家呢？"治疗师可能会回答："先玩玩偶之家吧。"）。这样的回应无法促进孩子的决策力与责任感。如果你也没做对，请在第一行写下你做出的错误的"回应"，并在第二行写下更正后的能够促进决策力与责任感的回应。

1. _____

1a. _____

2. _____

2a. _____

3. _____

3a._____

4. _____
4a._____

5. _____
5a._____

6. _____
6a._____

7. _____
7a._____

8. _____
8a._____

讨论你的优点或仍需改善的地方。

_____
_____
_____
_____
_____
_____
_____

设置限制：ACT 设限模型

拍摄儿童游戏治疗（或练习）的视频。回顾录像并完成以下任务。

1. 记录所有"设置限制"的回应。
2. 如需修改，请写下修改后的版本。

回顾

1. 治疗师通过设置限制，让治疗过程变得更加结构化，并减少孩子呈现出的不可接受的社交行为，从而保护儿童、治疗师、玩具和游戏室。

2. 设置限制能够营造出一个安全可靠的环境，并让孩子学会自我控制和自我责任感。治疗师设置限制时要冷静、有耐心和坚定，不要出尔反尔。

3. 有时，游戏治疗师可能会错过设置限制的机会，或没有准确使用 ACT 设限模型。如果你也犯了这样错误，请在 1、2、3 等处记录你原来的回应，并在 1a、2a、3a 中记录改正后的用 ACT 设限模型的回应。

1. A ＿＿＿＿＿＿＿＿＿＿＿＿＿＿＿＿＿＿＿＿＿＿＿＿＿＿

　 C ＿＿＿＿＿＿＿＿＿＿＿＿＿＿＿＿＿＿＿＿＿＿＿＿＿＿

　 T ＿＿＿＿＿＿＿＿＿＿＿＿＿＿＿＿＿＿＿＿＿＿＿＿＿＿

1a.A ＿＿＿＿＿＿＿＿＿＿＿＿＿＿＿＿＿＿＿＿＿＿＿＿＿＿

　 C ＿＿＿＿＿＿＿＿＿＿＿＿＿＿＿＿＿＿＿＿＿＿＿＿＿＿

　 T ＿＿＿＿＿＿＿＿＿＿＿＿＿＿＿＿＿＿＿＿＿＿＿＿＿＿

2. A ＿＿＿＿＿＿＿＿＿＿＿＿＿＿＿＿＿＿＿＿＿＿＿＿＿＿

C _____

T _____

2a.A _____

C _____

T _____

3. A _____

C _____

T _____

3a.A _____

C _____

T _____

讨论你的优点或仍需改善的地方，如语气是否平静、有耐心且坚定？

_____

_____

_____

_____

_____

_____

视频回顾：治疗性回应

拍摄儿童游戏治疗（或练习）的视频。回顾录像并完成以下任务。

1. 记录视频中前 22 个治疗性回应。

2. 标记每个治疗性回应。

- AA　（Acknowledging Non-Verbal Actions）：承认非言语行为
- RC　（Reflecting Content）：反映内容
- RF　（Reflecting Feeling）：反映感受
- FEE　（Facilitating Esteem-Building and Encouragement）：促进自尊和鼓励
- FDR　（Facilitating Decision-Making and Responsibility）：促进决策力与责任感
- LS　（Limit-Setting）：设置限制

3. 如需修改，请写下修改后的版本。

例如，如果原来的回应只承认了非言语行为，而没有反映出孩子的感受或没有促进孩子的自尊，写下修改后的回应。如果设置限制时使用了 ACT 设限模型但遗漏了部分元素，请重新设置限制并记录下来。

	1.
	1a.
	2.
	2a.
	3.
	3a.

_____　　4._____

_____　　4a._____

_____　　5._____

_____　　5a._____

_____　　6._____

_____　　6a._____

_____　　7._____

_____　　7a._____

_____　　8._____

_____　　8a._____

_____　　9._____

_____　　9a._____

_____　　10._____

_____　　10a._____

_____　　11._____

_____　　11a._____

_____　　12._____

_____　　12a._____

_____　　13._____

_____　　13a._____

_____　14._____
_____　14a._____

_____　15._____
_____　15a._____

_____　16._____
_____　16a._____

_____　17._____
_____　17a._____

_____　18._____
_____　18a._____

_____　19._____
_____　19a._____

_____　20._____
_____　20a._____

_____　21._____
_____　21a._____

_____　22._____
_____　22a._____

游戏治疗视频回顾

1. 简要描述治疗师回应前孩子的言语内容或行为。
2. 记录下治疗师的回应，并标记属于何种治疗性回应？
   - **AA：** 承认非言语行为
   - **RC：** 反映内容
   - **RF：** 反映感受
   - **FDR：** 促进决策力与责任感
   - **FEE：** 促进自尊和鼓励
   - **LS：** 设置限制
3. 记录修改后的治疗性回应。

1a._____

1b._____

1c._____

2a._____

2b._____

2c._____

3a._____

3b._____

3c._____

4a._____

4b._____

4c.＿＿＿＿＿＿＿＿＿＿＿＿＿＿＿＿＿＿＿＿＿＿＿＿＿＿＿＿＿

5a.＿＿＿＿＿＿＿＿＿＿＿＿＿＿＿＿＿＿＿＿＿＿＿＿＿＿＿＿＿

5b.＿＿＿＿＿＿＿＿＿＿＿＿＿＿＿＿＿＿＿＿＿＿＿＿＿＿＿＿＿

5c.＿＿＿＿＿＿＿＿＿＿＿＿＿＿＿＿＿＿＿＿＿＿＿＿＿＿＿＿＿

6a.＿＿＿＿＿＿＿＿＿＿＿＿＿＿＿＿＿＿＿＿＿＿＿＿＿＿＿＿＿

6b.＿＿＿＿＿＿＿＿＿＿＿＿＿＿＿＿＿＿＿＿＿＿＿＿＿＿＿＿＿

6c.＿＿＿＿＿＿＿＿＿＿＿＿＿＿＿＿＿＿＿＿＿＿＿＿＿＿＿＿＿

7a.＿＿＿＿＿＿＿＿＿＿＿＿＿＿＿＿＿＿＿＿＿＿＿＿＿＿＿＿＿

7b.＿＿＿＿＿＿＿＿＿＿＿＿＿＿＿＿＿＿＿＿＿＿＿＿＿＿＿＿＿

7c.＿＿＿＿＿＿＿＿＿＿＿＿＿＿＿＿＿＿＿＿＿＿＿＿＿＿＿＿＿

8a.＿＿＿＿＿＿＿＿＿＿＿＿＿＿＿＿＿＿＿＿＿＿＿＿＿＿＿＿＿

8b.＿＿＿＿＿＿＿＿＿＿＿＿＿＿＿＿＿＿＿＿＿＿＿＿＿＿＿＿＿

8c.＿＿＿＿＿＿＿＿＿＿＿＿＿＿＿＿＿＿＿＿＿＿＿＿＿＿＿＿＿

9a.＿＿＿＿＿＿＿＿＿＿＿＿＿＿＿＿＿＿＿＿＿＿＿＿＿＿＿＿＿

9b.＿＿＿＿＿＿＿＿＿＿＿＿＿＿＿＿＿＿＿＿＿＿＿＿＿＿＿＿＿

9c.＿＿＿＿＿＿＿＿＿＿＿＿＿＿＿＿＿＿＿＿＿＿＿＿＿＿＿＿＿

10a.＿＿＿＿＿＿＿＿＿＿＿＿＿＿＿＿＿＿＿＿＿＿＿＿＿＿＿＿

10b.＿＿＿＿＿＿＿＿＿＿＿＿＿＿＿＿＿＿＿＿＿＿＿＿＿＿＿＿

10c.＿＿＿＿＿＿＿＿＿＿＿＿＿＿＿＿＿＿＿＿＿＿＿＿＿＿＿＿

督导会议的问题

督导中可以使用的常规问题

1. 治疗师对自己做出的治疗性回应有何看法？
2. 治疗师希望如何修改自己原来的回应。
3. 督导：反馈两个治疗师的积极品质／特征。指出一两处仍需改善的
   地方。

回顾游戏治疗视频时可以使用的问题

1. 再来一次，你在这个时候会对孩子说些什么（视频的某一时刻）？
2. 你当时在想什么？
3. 你当时怎么看待孩子的这个行为？
4. 你认为孩子试图在给你传递什么信息？
5. 你认为孩子如何看待你和游戏治疗呢？
6. 你认为孩子明白你的感受或想法吗？
7. 你认为孩子是否感受到你的理解和倾听呢？

鼓励孩子引导游戏

孩子在引导的过程中会学到什么？

非言语回应的质量

1. 游戏治疗师的身体姿势是否放松舒适？
2. 是否坐立不安？
3. 治疗师是否表现出对孩子的关注？

治疗性回应的质量

1. 治疗性回应为何要简洁？

2. 回应不足会如何影响孩子？

3. 回应过于频繁会如何影响孩子？

4. 游戏治疗师如何能够做出具有互动性和对话性的治疗性回应？

一致性

1. 治疗师的语调是否与儿童的情感一致？

2. 治疗师的面部表情是否与其回应一致？

3. 治疗师的语调是否与其回应一致？

参考文献

Axline, V.（1947）. *Play therapy: The inner dynamics of childhood.* Cambridge, MA: Houghton Mifflin.

Guerney, L.（1972）. *A training manual for parents.* Mimeographed report.

Landreth, L.（2002）. *Play therapy: The art of the relationship.*（2nd ed.）.New York: Brunner Routledge.

Rogers, C.（1942）. *Counseling and psychotherapy.* Boston: Houghton Mifflin.